Wenn Gifte auf die Nerven gehen

Dieses Buch widme ich meinem Lehrer
Prof. Dr. William J. Rea, Environmental Health Center,
Dallas, Texas

FSC
www.fsc.org
MIX
Papier aus verantwortungsvollen Quellen
FSC® C014496

Verlagsgruppe Random House
FSC® N001967
Das für dieses Buch verwendete
FSC®-zertifizierte Papier
Munken Premium Cream
liefert Arctic Paper
Munkedals AB, Schweden.

Klaus-Dietrich Runow

Wenn Gifte auf die Nerven gehen

Wie wir Gehirn und Nervensystem durch Entgiftung schützen können

südwest

Inhaltsverzeichnis

Danke

Meiner Frau Hiltrud und meinem Sohn Christian
danke ich ganz herzlich.
Ohne Euch gäbe es dieses Buch nicht.

Für die kontinuierliche Unterstützung auch in schwierigen Situationen bedanke ich mich bei meiner Familie und ganz besonders bei Herrn Felix Henrichs und seiner Frau Gaby sowie Heidi und Dieter Henrichs, Familie Peter und Frank-Florian Glinicke, Hildegard Kreutzig, Monika Lerche, Holger Oetzel, Katja Schubert, Dr.Claus Schubert, Dr.Klaus-Michael Weber, Won Suk Weber, Hansjörg Wentz, Monika und Thomas Werner.

Danke Prof. Maximilian Gege für den B.A.U.M. Umweltpreis.
Danke Prof. Dietrich Grönemeyer für das Vorwort.

Vorwort von Prof. Dr. Dietrich Grönemeyer

Umweltmedizin – eine noch unterbewertete Disziplin

Ein zukunftsträchtiges, ganzheitliches Medizinkonzept wird nach meiner Auffassung in diesem Jahrhundert um eine neue Form der Medizin erweitert werden müssen, die ihre Entstehung der Tatsache verdankt, dass die Menschen nicht autark leben können, sondern als Naturwesen Teil der Natur, Teil eines ökologischen Netzwerkes in der Mitwelt von Tieren und Pflanzen, von Erde, Luft, Wasser sind. Wir leben aber nicht nur in der Natur, sondern auch durch die Natur, d. h. wir greifen in den Kreislauf der Natur ein unter oftmals dramatischen Konsequenzen für die Natur, aber auch für uns selbst. Luftverschmutzung und der viel diskutierte Treibhauseffekt sind das vielleicht plakativste Beispiel.

Da eine gesunde Mit- und Umwelt für uns überlebenswichtig ist, gilt es, sie zu pflegen, zu erhalten und an vielen Stellen zu rekultivieren. Es geht um uns selbst und unsere Gesundheit, aber auch um die Zukunft der Menschheit. Der Medizin stellt sich eine neue Aufgabe: nicht nur das nachhaltige Engagement für die Natur und die Behebung von Umweltschäden, sondern auch die Behandlung von umweltbedingten Krankheiten sowie das vorsichtige und umweltbewusste Nutzen von Naturprodukten für unsere Gesundheit.

Zunehmende Belastungen für Mensch und Umwelt

In den industrialisierten Ländern nimmt die Belastung der Menschen durch chemische und physikalische Beeinträchtigungen ständig zu. Allein in Deutschland reagieren bereits rund 14,5 Mio. der über 14-Jährigen auf unterschiedliche Stoffe und Umwelteinflüsse allergisch. Allergien sind in den letzten Jahren verstärkt aufgetreten. Mit der Entwicklung ständig neuer chemischer Produkte und gentechnisch veränderter Nahrung werden unsere Körper zunehmend mit »Fremdstoffen« belastet. Und auch Tiere und Pflanzen haben keine Chance, sich daran anzupassen. Folge sind nicht nur die toxische, also giftartige Einwirkung auf Organismen unter dem zunehmenden Auftreten von Krebserkrankungen, Magen- und Darmgeschwüren, Hautveränderungen und Zellsterben in anderen Organen, sondern gerade auch Allergien.

Allergien sind überschießende Reaktionen des Immunsystems, bei denen der Körper meistens versucht, den unverträglichen Stoff loszuwerden, was bis zu lebensbedrohlichen Zuständen führen kann (anaphylaktischer Schock). Es genügt dazu unter Umständen ein einziges Molekül dieses Stoffes. Allergische Krankheiten bzw. Reaktionen kennt jeder: Asthma, Neurodermitis, Kontaktallergien z. B. auf Nickel und Gummihandschuhe. Smog und Ozon spielen als Auslöser von allergischen Symptomen ebenfalls eine große Rolle. Mittlerweile gibt es Menschen, bei denen schon geringe Spuren von Chemikalien, z. B. in Reinigungsmitteln oder Parfums, zu schweren allergischen Reaktionen führen. Das Phänomen ist unter dem Begriff »Multiple Chemical Sensitivity« (MCS) in den USA als Krankheit anerkannt. Die Behandlung von Allergien und ihrer Symptome verursacht Kosten in Milliardenhöhe. Auch aus diesem Grund ist der Aufbau eines Netzwerks von umweltmedizinischen Ambulanzen äußerst wichtig.

Wachsende Kenntnisse über Umweltbelastungen

Das allgemeine Wissen um Gefährdungspotenziale durch chemische Gifte wie Dioxin oder physikalische Belastungen durch Radioaktivität, Lärm oder Licht ist in den letzten Jahren sehr gestiegen. Die Wirkmechanismen äußerer Schädigungen der Haut und die Aufnahme von Giften durch die Nahrung oder die Luft sind bekannt. Täglich gewinnen wir mehr Erkenntnisse über die kumulativen Wirkungen – also das Zusammenwirken und die Speicherung von verschiedenen Schädigungen im Körper.

Eine zunehmend in das Bewusstsein der Wissenschaft und der Öffentlichkeit tretende Gefährdung ist die Belastung des Trinkwassers und der Nahrung mit Hormonen oder hormonartigen Substanzen. Das weibliche Hormon Östrogen beispielsweise, das insbesondere von Frauen über den Urin ausgeschieden wird, die orale Verhütungsmittel (»die Pille«) nehmen, lässt sich im Abwasser nachweisen. Es ist noch nicht restlos geklärt, inwieweit und in welcher Größenordnung diese Substanz in die Nahrungskette gerät. Man weiß allerdings, dass schon vergleichsweise geringe Mengen an Östrogen Männer in ihrer Potenz negativ beeinflussen und die Spermienqualität mindern sowie die Gefahr eines Auftretens von Prostatakrebs oder malignen Melanomen erhöhen kann. Aber auch Frauen können durch unnatürliche Östrogengaben geschädigt werden: Schwangere, an Brustkrebs Erkrankte oder Mädchen in der Pubertät.

Wir brauchen Umweltambulanzen

Es fehlen jedoch immer noch geeignete Institutionen, die nicht nur das Schädigungspotenzial von chemischen oder physikalischen Giften analysieren, sondern auch ein umfassendes Angebot an therapeutischen und vorbeugenden Maßnahmen anbieten. Die Aufgabenstellung einzurichtender Umweltambulanzen sollte sich deshalb nicht nur darauf konzentrieren, allgemeine Analyseleistungen bereitzustellen, sondern sich in erster Linie an regionalen Besonderheiten der ortsansässigen Industrie und den sonstigen Schädigungspotenzialen des Standortes ausrichten. Umweltmedizinische Ambulanzen der Zukunft sollten über folgende Einrichtungen verfügen können: Diagnoseeinheiten, Umweltmedizinlabore (chemische und physikalische Umweltanalytik), Untersuchungs- und Beratungsstellen (Allgemeinmediziner, Fachärzte und Psychologen) sowie Informations- und Dokumentationsstellen.

Es wäre sinnvoll, die umweltmedizinischen Leistungen in Zusammenarbeit mit spezialisierten Arztpraxen und Klinikabteilungen anzubieten und Laboratorien, Forschungseinrichtungen sowie Behörden hinzuzuziehen. Die Angebotspalette der Schadstoffanalysen reicht von Untersuchungen über Emissionen von Industrieanlagen, Analysen von Schadstoffen in Haus und Garten sowie im Körper von Menschen und Tieren; doch sie muss auf jeden Fall erweitert werden, insbesondere mit spezifischen Entsorgungskonzepten für Gebäude- und Landschaftsentsorgung (Asbest, Formaldehyd, Benzol, Schwermetalle, Pilze usw.), Entgiftung von Mensch und Tier, Beratung zur Rekultivierung von verseuchten Landstrichen und Gewässern. Zum Aufgabenbereich der Umweltambulanz sollte auch die Betreuung von Risikogruppen gehören, darüber hinaus epidemiologische Untersuchungen und der Aufbau von speziellen Datenbanken.

Gewaltiges Zukunftspotenzial der Umweltmedizin

Das Potenzial für Arbeitsplätze im Bereich der Umweltschutztechnik, Umweltanalytik und Umweltmedizin ist gewaltig. Es reicht von der Forschung und Entwicklung von Prototypen über Produktion und Vertrieb bis hin zu Leistungen in umweltmedizinischen Zentren. Ärzte, Ingenieure, Naturwissenschaftler, Techniker und viele andere Berufsgruppen können in dieser Branche ihr Auskommen finden. Es werden natürlich auch ganz neue Berufsfelder entstehen.

Eine weitere Zukunftsbranche ist die baubiologische Planung. Wenn in Zukunft Städte, Straßen und Gebäude auch unter medizinischen Gesichtspunkten entworfen werden, brauchen wir entsprechende Spezialisten wie Bauingenieure, Architekten, Raumplaner, Landschaftsarchitekten sowie Klima- und Wasserexperten oder Physiker. In interdisziplinärer Zusammenarbeit können sie Konzepte entwickeln, mit denen es möglich ist, geschädigte Naturräume zu sanieren und zu rekultivieren, z. B. Chemiehalden oder verstrahlte Böden entsorgen.

Auch das Bauen wird sich verändern, weil neue ökologische Materialien zur Herstellung von Gebäuden, Möbeln und Straßen gebraucht werden. Innovative Felder für Beschäftigung können auch vom Einsatz neuer integrativer Energieansätze – auch für Medizingeräte – und neuer Recyclingkonzepte ausgehen. Warum können wir nicht die herkömmliche Stromversorgung medizinischer Elektrogeräte durch Solarenergie ergänzen oder ersetzen? Kleinstgeräte oder Handys zur Herzrhythmusüberwachung könnten heute bereits ganz mit Solarstrom betrieben werden.

Umweltmedizin und Umweltmedizintechnik werden im 21. Jahrhundert sehr stark an Bedeutung gewinnen. Hier liegen große Chancen, dass Europa durch die Bündelung von Kompetenzen und eine Zusammenführung gewachsener Strukturen in Medizin, Naturwissenschaft, Ingenieurswesen, Technik und Architektur in der Umweltmedizin eine Vorreiterrolle einnehmen könnte – zur Verbesserung und Sicherung der Lebensgrundlagen und der Lebensqualität für Pflanzen, Tiere und für den Menschen.

Prof. Dr. Dietrich H. W. Grönemeyer
Grönemeyer-Institut für Mikrotherapie Bochum

Functional Medicine – die Medizin des 21. Jahrhunderts

»Lehrbücher werden immer von denjenigen Leuten geschrieben, die wenig Zeit haben, Patienten zu behandeln.«

Zellschutz und speziell Nervenschutz wird immer wichtiger

Da ich nun seit über 20 Jahren Patienten behandle und auch zukünftig Zeit für meine Patienten haben möchte, soll das vorliegende Buch das Volumen eines kleinen Ideen-Ratgebers nicht übersteigen. Ich möchte meinen Lesern aber empfehlen, die in der Literaturliste aufgeführten und darüber hinaus gehenden Publikationen und Internetseiten zu nutzen, um die in diesem Buch vorgetragenen Überlegungen zu vertiefen.

Obwohl das Wissen in der Medizin und den Naturwissenschaften ständig im Flusse ist – es gibt rund 6000 Publikationen pro Tag! – und jedes Buch gleich nach der Veröffentlichung schon wieder veraltet ist, habe ich mich dazu entschlossen, einige wichtige Aspekte aus diesem Fluss herauszupicken, um präventivmedizinische Anregungen zu geben und Interesse zu wecken für eine in Deutschland neue medizinische Disziplin: die Functional Medicine, die ich auch als Medizin des 21. Jahrhunderts bezeichnen möchte. Ich hoffe, dass es mir gelingen wird, meine Leser mit der Lektüre dieses Buches von dieser Meinung zu überzeugen.

All jene, die tiefer in die Materie einsteigen möchten, sind herzlich eingeladen, unsere monatlich stattfindenden Seminare in Wolfhagen oder die überregionalen Veranstaltungen zu besuchen. Einzelheiten werden auf den Functional-Medicine-Internetseiten www.umweltmedizin.org oder www.fmed.de genannt.

Nerven- und Gehirnerkrankungen: Tendenz steigend

Nerven- und Gehirnerkrankungen steigen stark an. Die Patienten werden immer jünger. In den USA gibt es bereits heute etwa 700.000 Alzheimer Patienten in der Altersgruppe um 50! Bei der Alzheimer-Krankheit sprechen Fachleute von einer Explosion der Fallzahlen:

»Für die Volkswirtschaft sieht die Bilanz so aus: Rund 18 Milliarden Euro machen die direkten Gesamtkosten bei neurodegenerativen Erkrankungen aus, wobei die medizinische Versorgung inklusive Medikamente nur 10 Prozent dieser Summe stellen. Bezieht man auch die Pflegekosten – direkt und indirekt – ein, kommt man schon heute auf eine Summe von 40 Milliarden Euro pro Jahr.« (Vlad Georgescu, im Doc Check Newsletter im Juli 2007)

Die Folge der zunehmenden Gehirnverschmutzung durch Umweltgifte ist geistiger Verfall und der Anstieg neurodegenerativer Erkrankungen.

Die Aufnahme giftiger Substanzen aus unserer Umwelt führt immer schneller zu einer Belastung des Nervensystems, was man auch als Gehirnverschmutzung bezeichnen kann. Die Folge der zunehmenden Gehirnverschmutzung ist der Anstieg neurodegenerativer Erkrankungen und die Minderung der Intelligenz. In seinem Buch ***Endstation Gehirn – Die Bedrohung der menschlichen Intelligenz durch die Vergiftung der Umwelt*** schreibt Christopher Williams: »Als Folge der Umweltvergiftung bahnt sich eine lautlose Katastrophe an: die Degeneration des Gehirns. Die Leidtragenden sind weltweit die Kinder und Jugendlichen. Die sozialen Folgen sind noch gar nicht abzusehen. Folgt auf das ›Jahrzehnt des Gehirns‹ eine ›Epoche des geistigen Verfalls‹?«

Nur wenn es gelingt, die Giftbelastung zu minimieren und unsere Zellstrukturen so lange wie möglich mit orthomolekularen Membranschutzsubstanzen zu versorgen, können die

Kraftwerke in unseren Zellen, die Mitochondrien, optimal funktionieren. Wenn man bedenkt, dass sich unser Alterungszentrum in den Mitochondrien befinden soll, wird deutlich, welcher Stellenwert dem Schutz der Mitochondrien beizumessen ist. Wissenschaftler des California Institute of Technology fanden bei Hundertjährigen fünfmal häufiger bestimmte Mutationen, die es offenbar erlauben, alterschwache DNA der Zellkraftwerke zu ersetzen.

Neurologische Erkrankungen sind nicht unumkehrbar.

Wichtiger denn je: Membranschutz

Der Schutz der Mitochondrien mit umweltmedizinischen Entgiftungsmaßnahmen und der Einsatz von körpereigenen Membranschutzsubstanzen wie beispielsweise Coenzym Q10 (Ubichinon) ist daher vorrangige Aufgabe einer Medizin, die man auch als mitochondriale Medizin bezeichnen kann.

Functional Medicine und mitochondriale Medizin haben zum Ziel, die biochemischen Grundprozesse chronischer Erkrankungen durch moderne Analysemethoden zu untersuchen und über eine hieraus resultierende individuelle Nährstoff- und Entgiftungsbehandlung (Hepar-Tox-Therapie) die Lebensqualität von Patienten mit chronischen Leiden, wie neurodegenerative Erkrankungen, zu verbessern. In diesem Zusammenhang erinnere ich mich an eine Bemerkung von Dr. Jeffrey Bland, der Leiter des US-amerikanischen *Institute for Functional Medicine (IFM):* »Neurologische Erkrankungen sind **nicht** unumkehrbar oder unbeeinflussbar. Es wird aber wohl noch mehr als zehn Jahre dauern, bevor die Schulmedizin die vorliegenden wissenschaftlichen Erkenntnisse in die Praxis umsetzt.«

Ärzte, die Functional Medicine betreiben, können natürlich auch keine Wunder vollbringen. Aber sie können versuchen, mit modernen Therapieansätzen aus dem Bereich der angewandten Umwelt- und Ernährungsmedizin die klassischen

Verfahren zu unterstützen, um die biochemischen Prozesse auf zellulärer Ebene zu optimieren und hierdurch die Lebensqualität zu verbessern.

Functional Medicine ist keine neue »alternative Medizin«

Die in diesem Buch diskutierten therapeutischen Wege sollen nicht als neue alternative Medizin betrachtet werden. Vielmehr möchte ich Therapeuten und Patienten bei ihrem Entscheidungsprozess hinsichtlich der Auswahl der zahlreichen Therapieverfahren im schulmedizinischen und komplementären Bereich helfen. Die hier beschriebenen therapeutischen Ansätze werden unterstützt durch zahlreiche Zitate aus weltweit respektierten Fachzeitschriften und anerkannten wissenschaftlichen Publikationen. Der Neurologe, Dr. David Perlmutter aus Naples, Florida, schreibt in seinem Buch Brain Recovery:

»Der umwelt- und ernährungsmedizinische Ansatz bei der Therapie neurodegenerativer Erkrankungen zielt darauf ab, den Organismus zu stärken und mit physiologischen Prozessen der Natur zu arbeiten und ist kein Krieg, der den Patienten als Schlachtfeld betrachtet, wie es der Fall ist, wenn man potente immunsupprimierende Medikamente einsetzt.«

Planwirtschaft behindert individuelle Medizin

Überspitzt gesagt kommt aus meiner Sicht jede Arzneitherapie ohne vorherige genetische Entgiftungsanalyse einem Russisch-Roulette-Spiel gleich. Mir ist klar, dass die gesetzlichen Krankenversicherungen, die sich in den letzten Jahren am Rande des wirtschaftlichen Ruins befanden, zusätzliche Kosten für genetische Analysen wohl kaum akzeptieren. Das eine ist Politik, das andere ist Wissenschaft. Der ehemalige Präsident der Berliner

Ärztekammer, Dr. Ellis Huber, schreibt in seinem Kommentar »Medizin für die Zukunft«:

»Ergebnisse des Heilens zählen wenig, wenn der Kampf um Macht und Geld die Verhältnisse im Gesundheitswesen bestimmt. Die sogenannte naturwissenschaftliche Medizin verteidigt ein Imperium, das die Begrenztheit seines Handelns nicht sehen will. Hundert Jahre nach Albert Einsteins epochalen Erkenntnissen hält sie immer noch an Theorien und Praktiken fest, die der Naturwissenschaft des vorletzten Jahrhunderts entsprechen: Anerkannt wird nur, was unabhängig von Beziehungen, seelischen oder geistigen Kräften und sozialer Lage wirkt. Dogmatisch wird die »randomisierte Doppelblindstudie« zum Goldstandard erhoben und als Norm für das Denken und Handeln der Heilkunde festgesetzt.«

Der Heiler und Helfer ist zum Verwalter von Patienten geworden, die im Eiltempo durch den Betrieb geschleust werden. Das ist häufig die traurige Realität.

Wie unsere staatlich gesteuerte »Main-Stream-Medizin« sich zu einem unmenschlichen »Industriell-Medizinischen-Komplex« entwickelt hat, belegt das Buch des Arztes Frank König: *Ein Chefarzt klagt an. Von der Profitgier der Klinikbetreiber.* Der Autor schildert seinen Weg zum Burn-Out, das in der Ärzteschaft verbreitet ist: »Der Heiler und Helfer ist zum Verwalter von Patienten geworden, die im Eiltempo durch den Betrieb geschleust werden. Effektivität und Effizienz sind die Zauberworte, mit denen die heutigen Medizinfabriken am Laufen gehalten werden«.

Auch im ambulanten Bereich sind ähnliche Entwicklungen zu beobachten. Eine Patientin erzählte mir beispielsweise, dass ihr Kassenarzt eine kleine Sanduhr aufgestellt habe. Als der Sand nach etwa fünf Minuten durchgelaufen war, bat er sie, einen anderen Termin mit seiner Helferin zu vereinbaren. Einen Kommentar zu dieser Form von »Patientenbetreuung« möchte ich mir ersparen.

Und wie sieht es in den Universitäten aus?

»Zahlreich sind die Lehrkanzeln, aber selten die weisen und edlen Lehrer. Zahlreich und groß sind die Hörsäle, doch wenig zahlreich die jungen Menschen, die ehrlich nach Wahrheit und Gerechtigkeit dürsten. Zahlreich spendet die Natur ihre Dutzendware, aber das Feinere erzeugt sie selten. Das wissen wir alle, warum also klagen? War es nicht immer so, und wird es nicht immer so bleiben? Gewiss ist es so, und man muss das von Natur Gegebene hinnehmen, wie es eben ist. Aber es gibt daneben auch einen Zeitgeist, eine der Generation eigentümliche Gesinnung, die sich von Mensch zu Mensch überträgt und die einer Gemeinschaft ihr charakteristisches Gepräge gibt. An der Wandlung des Zeitgeistes muss jeder sein kleines Teil arbeiten.« (Albert Einstein).

In diesem Sinne könnten die Überlegungen der Functional Medicine einen kleinen Beitrag leisten zu einem Paradigmenwechsel in der Medizin. Es ist wünschenswert, wieder zurückkommen zu einer fundierten patientenzentrierten Medizin, die Therapien auf der Basis moderner pathophysiologischer Untersuchungen entwickelt. Wenn die staatliche Medizin einem Arzt etwa 40 Euro im Quartal für Laboranalysen für einen Patienten zugesteht, wird klar, warum sich sogar Umweltmediziner in den letzten Jahren von wissenschaftlichen Laboranalysen abgewandt haben und sich mehr für paramedizinische Methoden entschieden haben - darunter Bioresonanz, Pendeln, Kinesiologie.

Functional Medicine kann einen Beitrag zum Paradigmenwechsel in der Medizin leisten.

Die Bestimmung des persönlichen Risikoprofils als Lebensversicherung

Bis das heutige planwirtschaftliche Medizinsystem von einem freien, wirklich an den Bedürfnissen der Versicherungsnehmer orientierten System abgelöst worden ist, wird die Functional

Medicine nur bei denjenigen Patienten und Ärzten Akzeptanz finden, die erkannt haben, dass die dafür eingesetzten finanziellen Mittel einer gewissen Lebensversicherung gleichkommen. Hierbei wird es sich um einen gesundheitlich aktiven Personenkreis handeln, der verhindern möchte, zum Spielball eines Medizinsystems zu werden, das insbesondere von Reparaturen profitiert.

Da das Ziel der Functional Medicine die Verhinderung der genetischen Expression von Krankheiten (der Festschreibung von Krankheiten im Erbgut) ist, werden die neuen genetischen Analysen zur Bestimmung des persönlichen Risikoprofils – die Bestimmung der Single-Nukleotid-Polymorphismen, abgekürzt SNPs, gesprochen »Snips« – zu einem wichtigen Instrument ernährungs- und umweltmedizinischer Maßnahmen. Nur wenn man die persönlichen Risikoprofile berücksichtigen kann, darf man von echter Präventivmedizin, von echter krankheitsvorbeugender Medizin, sprechen. Hierzu gehören u. a. die Ernährungsumstellung unter Berücksichtigung individueller Verträglichkeiten, die Verabreichung natürlicher – also orthomolekularer – Vitalstoffe und die Gabe pflanzlicher Präparate (Phytotherapeutika).

Weil es sich bei den Vitalstoffen um natürliche Moleküle handelt und kein Patentschutz möglich ist, sind diese Substanzen für die Vermarktung in unserem Gesundheitssystem offensichtlich uninteressant. Daher werden sie in der »gesetzlichen« Main Stream-Medizin wenig beachtet. Meinen Patienten rate ich jedoch, genau auf solche natürlichen Wirkstoffe wie z. B. Alpha-Liponsäure, Glutathion, Coenzym Q10, Melatonin, natürliches Progesteron zu achten. Die natürlichen chemischen Strukturen kennt der Organismus – er kann sie ohne Probleme verstoffwechseln.

Es bleibt zu hoffen, dass sich Functional Medicine in Deutschland ebenso erfolgreich wie in anderen Ländern entwickeln wird.

Zunahme chronischer Erkrankungen

Durch die Zunahme chronischer Erkrankungen wie Diabetes, Allergien, neurodegenerative Erkrankungen etc. wird das Gesundheitssystem in den nächsten Jahren erhebliche Probleme bekommen. Durch Fehlernährung und Bewegungsarmut entwickeln schon 15-jährige Jugendliche einen »Altersdiabetes«. Die Folgekrankheiten dieser generalisierten Stoffwechselentgleisung werden immer früher zu zahlreichen reparaturmedizinischen Maßnahmen führen. Denken wir nur an die Nieren- und Augenschäden, Gefäßerkrankungen mit der Folge von Amputationen und die Polyneuropathie, die zu einer deutlichen Beeinträchtigung der Lebensqualität führt. Schon Jugendliche werden zu Dauerverbrauchern von Arzneimitteln und zahlreicher anderer therapeutischer Maßnahmen.

Durch Fehlernährung und Bewegungsarmut entwickeln schon 15-Jährige Jugendliche einen »Altersdiabetes«. Die Zahl der Autisten hat sich verdreifacht. Alzheimer trifft nicht mehr nur die Alten, sondern zunehmend die 50-Jährigen.

Auch die Patienten mit neurodegenerativen Erkrankungen werden immer jünger. Parkinson, Alzheimer, Multiple Sklerose (MS), Schlaganfall, Amyotrophe Lateralsklerose (ALS) nehmen zu. Innerhalb von nur zwölf Jahren hat sich die Zahl der Autisten in Kalifornien annähernd verdreifacht, und keiner weiß warum.

Verhaltensstörungen bei Kindern

Kinder mit Verhaltensstörungen, wie dem hyperkinetischen Syndrom oder ADHS (Aufmerksamkeits-Defizit-/Hyperaktivitätssyndrom) nehmen ebenfalls zu. Die Verschreibung der Substanz Methylphenidat (z. B. Ritalin, Medikinet, Concerta), das gegen Hyperaktivität eingesetzt wird, ist in den letzten zehn Jahren um 700 Prozent gestiegen. Allein im Jahr 2004 konnte sich die Industrie über eine Verdoppelung der Verschreibungen im Vergleich zum Vorjahr freuen. Wir müssen uns die Frage stellen, ob wirklich so viele Kinder krank sind und Psychopharmaka einnehmen müssen. Oder ist eine Gesellschaft krank, die glaubt, jede geringe Normabweichung im Verhalten bzw. Kreativität pharmakologisch, ergotherapeutisch, psychotherapeutisch oder psychiatrisch behandeln zu müssen. Wo diese Entwicklung gesundheitspolitisch hinführt, werden die Verantwortlichen in unserem Staatswesen wohl erst wieder zu spät erkennen. Es wird vielleicht ähnlich dramatisch wie bei der jahrelangen Fehlbeurteilung der Veränderungen in der Alterspyramide.

Diejenigen Leser, die sich heute schon angesprochen fühlen, sollten nicht auf politische Veränderungen warten, sondern jetzt präventivmedizinisch handeln. Functional Medicine bietet heute schon vielversprechende Untersuchungs- und Behandlungsmöglichkeiten im Hinblick auf den Schutz unserer Gene und der damit verbundenen physiologischen Genexpression.

Vorrangiges Ziel der therapeutischen Maßnahmen muss es sein, die Entgiftungsvorgänge der Leber zu unterstützen bzw. zu verstärken. Hierdurch wird auch die Belastung unseres Immun- und Nervensystems durch oxidative Radikale und Entzündungsprozesse verringert oder sogar verhindert. Die Basis eines jeden Heilprozesses ist der Schutz der beiden wichtigsten Informationssysteme in unserem Körper: Das Immun- und Nervensystem.

Autismus-Urin-Test (Peptidunverträglichkeit)

Bedingt durch eine gestörte Verdauung von Kuhmilch- und Getreideproteinen können unverdaute Eiweiße (z.B. Casomorphine,Glutenexorphine,) entstehen, die Nerven- und Hirnfunktionen stören. Sie sind assoziiert mit Autismus, ADHS, Depressionen und Schizophrenie. Seit 2009 wird im IFU in Wolfhagen der neue Autismus-Urintest zur Abklärung einer solchen Peptidunverträglichkeit angeboten. Hierbei werden über 30 Eiweißfraktionen im Urin untersucht. Einzelheiten über den neuen Test findet man auf der Internetseite www.ifu.org

Fallbeispiele aus der Praxis für Functional Medicine

Das Institut für Umweltmedizin (IFU) in Wolfhagen bietet moderne Therapieverfahren aus dem Bereich der angewandten Ernährungs- und Umweltmedizin an und dient auch als Fortbildungseinrichtung auf diesem Sektor. 6000 wissenschaftliche Veröffentlichungen pro Tag machen den Stellenwert unserer Fortbildungsaktivitäten deutlich, denn kein Therapeut hat die Zeit, diese Informationsflut zu sichten.

Das IFU versucht deshalb in Kooperation mit dem US-amerikanischen Institut für Functional Medicine (IFM) die für den Sektor Angewandte Umwelt- und Ernährungsmedizin relevanten Publikationen aufzuarbeiten und im Rahmen von Seminaren und Kongressen zu präsentieren. Die Veranstaltungen sind gleichermaßen für Patienten und Therapeuten von Interesse. Damit Sie jetzt nicht den Eindruck gewinnen, es ginge mir vor allem um Gesundheitspolitik, um Wissenschaft oder gar Lobbyarbeit für eine bestimmte Medizinrichtung, möchte ich Ihnen anhand einiger Beispiele aus meiner täglichen Arbeitspraxis zeigen, was mein maßgebliches Ziel ist: Menschen zu helfen, die unter einer Schwächung des Immunsystems leiden, unter Allergien oder gar unter hochgradigen Vergiftungen.

Functional-Medicine-NEWS finden Sie auf der Internetseite www.fmed.de und der Seite des Instituts für Functional Medicine und Umweltmedizin (IFU): www.umweltmedizin.org.

Aluminium im Deodorant löst Multiple Chemikalien-Sensibilität aus

Vor einigen Tagen berichtete ein Patient, der an einer Multiplen Chemikalien-Sensibilität (MCS) leidet, dass seine Symptome durch aluminiumhaltige Deodorants (anti-perspirant) ausgelöst und verstärkt werden können. Fast zwei Jahre litt er unter einer mysteriösen Erkrankung der Atemwege. Die Schleimhäute waren immer stärker ausgetrocknet, so dass selbst kleinste Mengen an Umweltchemikalien wie Parfüm, Farb- oder Plastikgeruch und Waschmittel zu Problemen führten. Er berichtet, dass zahlreiche Arztbesuche mit diversen Blutuntersuchungen und Allergietests nichts ergeben hatten, d. h. rein schulmedizinisch betrachtet war er gesund.

Durch Zufall entdeckte er den Zusammenhang zwischen Aluminiumverbindungen und der Austrocknung der Schleimhäute und der damit verbunden Chemikalienüberempfindlichkeit. Mit dem Verzicht auf solche Deodorants sind die Gesundheitsprobleme vollständig abgeklungen und jegliche Farb-, Parfüm- oder Waschmittelgerüche lassen ihn völlig unberührt. »Sobald ich wieder Anti-perspirant-Deos verwende, kehren die Probleme innerhalb von ein bis drei Tagen zurück. Etwa fünf Tage nach Absetzen der Deos erholen sich die Schleimhäute deutlich, zehn Tage später merke ich absolut nichts mehr.«

Dieses Beispiel zeigt, dass die Elimination von Schadstoffen sehr schnell zur Regeneration von geschädigtem Gewebe führen kann und auch eine Multiple Chemikalien-Sensibiltät, die oft mit geschädigten Schleimhäuten in Verbindung steht, rasch abklingen kann.

Anmerkung: Nicht selten erhalten solche Patienten die Diagnose Somatisierungsstörung, also psychische Erkrankung; die Umwelt spielt keine Rolle. Aber was macht man mit solchen Patienten in den psychiatrischen Kliniken, die meist nicht ökologisch ausgestattet sind und keine biologische Kost anbieten können. Therapeutisch soll der Patient mit den bekannten psychosomatischen Strategien an die belastete Umwelt angepasst werden. Oder es werden Psychopharmaka verabreicht. Kein Wunder, dass z. B. Antidepressiva zum Spitzenreiter geworden sind.

Tics durch Bleibelastung

Tics sind rasche, unwillkürliche, unregelmäßige wiederkehrende Handlungen, die sich zum Teil durch heftige körperliche

Bewegungen oder Lautäußerungen darstellen. Bei einem sechsjährigen Jungen mit einer therapieresistenten Ticsymptomatik (vokale und motorische Ticks) und dem Verdacht auf ADHS wurden erhöhte Schwermetallwerte im Haar gemessen. Über dem Referenzbereich lagen Aluminium, Antimon, Blei und Zinn. Der Selenwert war deutlich erniedrigt. Zahlreiche therapeutische Maßnahmen wie Homöopathie, Kraniosakral- und Ergotherapie brachten keinen Therapieerfolg.

Eine Entgiftungsbehandlung, bei der Mineralstoffe und Spurenelemente, Probiotika und auch 50 bis 100 Milligramm Alpha-Liponsäure oral verabreicht wurde, bewirkte ein Abklingen der Symptomatik innerhalb von vier Wochen. Wir haben darüber hinaus die Elimination von Konservierungs- und Zusatzstoffen in der Nahrung (z. B. Glutamat!) empfohlen. Der Junge ist nun seit zwei Jahren beschwerdefrei.

Autismustherapie mit Nährstoffen

Im Juni 2004 wurde mir ein 22-jähriger junger Mann vorgestellt. Ich nenne ihn Peter. Die Universitäts-Kinderklinik hat sein Verhalten wie folgt beschrieben: Peter sei psychomotorisch unruhig und zeige zumeist ein instabiles oder zu hohes Erregungsniveau mit exzessiver Motorik. Gleichzeitig bestehe ein Mangel an Motivation, aktive Tätigkeiten herbeizuführen.

Häufig macht er gleichförmige, sich wiederholende Bewegungen. Er hat die Angewohnheit, auf Gegenständen herumzubeißen und Spucke auf Gegenständen zu verreiben. Außerdem beklopft er häufig Gegenstände mit den Fingern. Wenige Wochen nach einer Ernährungsumstellung und der Gabe von Mineralstoffen, Vitaminen und Spurenelementen in therapeutischen Dosen trat eine deutliche Änderung des Verhaltens ein. Der Vater schrieb uns: »Wir haben festgestellt, dass Peter durch die Gabe von Nahrungsergänzungsmitteln nach drei Monaten Fortschritte macht, indem er lernbereiter und geduldiger wird, die Aggressionen und der häufige Stuhldrang sind deutlich zurückgegangen.«

Nach Aussagen seiner Betreuer hilft Peter nun gerne in der Küche, indem er den Tisch deckt und nach dem Essen wieder abräumt, den Geschirrspüler einräumt und das Geschirr wieder versorgt. »Mit der Feinmotorik hat Peter keine Probleme - er ist sehr geschickt. Peter brauchte vor dieser Zeit bei der Körperhygiene immer Hilfe, jetzt macht er alles selbständig.«

Hepar-Tox-Entgiftungstherapie bei bleivergifteten Kindern

Nach der Nato-Intervention im Kosovo 1999 wurden 560 Flüchtlinge in einem Lager in der Nähe des Geländes einer ehemaligen Bleimine bei Mitrovica (Nordkosovo) angesiedelt.

Bei dem sehr hohen Wert von 670 Mikrogramm pro Gramm Haar konnte man nicht mehr von einer Belastung sondern von Vergiftung sprechen; der »Normwert« liegt unter 1 Mikrogramm pro Gramm.

Die kleine Kasandra wurde in dem belasteten Lager geboren. Ihre Mutter war vor kurzem verstorben. Bei meinem Besuch in dem Lager im Oktober 2005 hatte ich von ihr eine Haarprobe auf Schwermetalle untersucht. Kasandra war damals vier Jahre alt und gehörte zu den Kindern mit den höchsten Bleiwerten im Haar.

Im Lager zeigte Kasandra neben einer Infektanfälligkeit deutliche neurologische Symptome. Sie war sehr schwach, klagte oft über Schwindel und schlief fast den ganzen Tag. Sie konnte kaum laufen. Mehrmals im Monat wurde sie bewusstlos. Sie klagte über ständige Bauchschmerzen und musste häufig erbrechen - etwa dreimal wöchentlich.

Ich machte mir große Sorgen, ob wir die Entgiftungstherapie überhaupt noch rechtzeitig beginnen konnten und ob es bei der Behandlung nicht zu schweren Zwischenfällen kommen würde: Denn in einem ähnlichen Fall hatte ein vierjähriges Mädchen im Kindergarten plötzlich starke Müdigkeit und

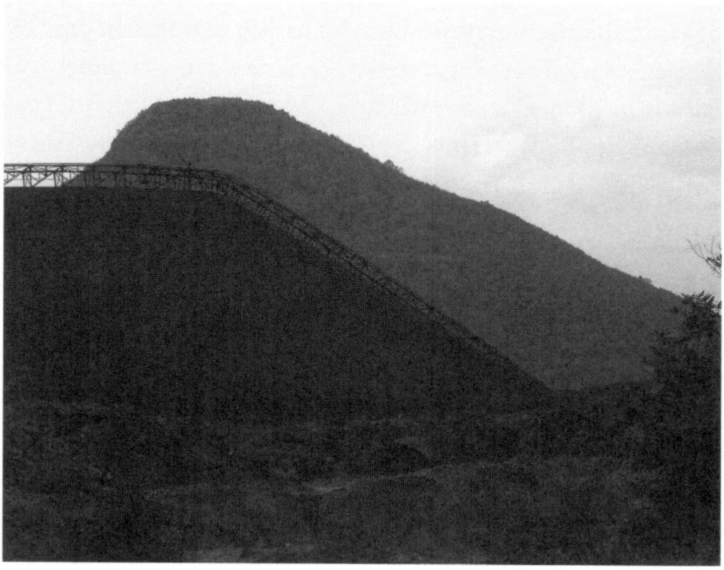

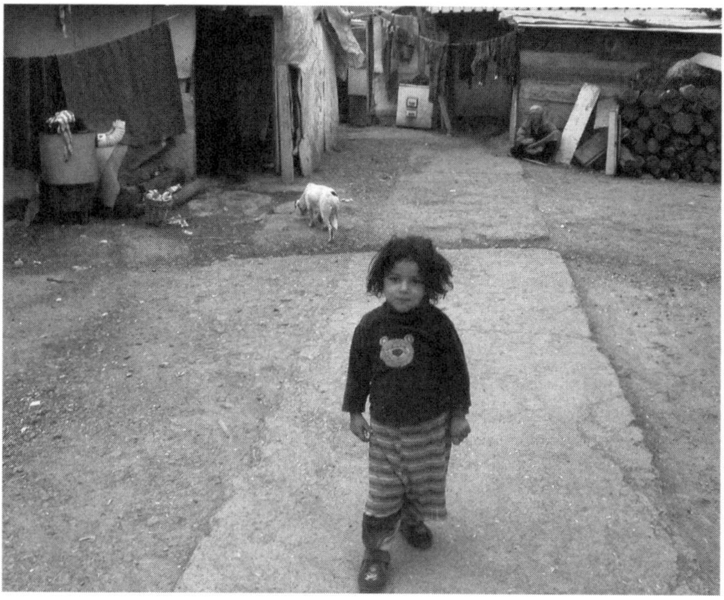

Kasandra im Lager nahe der ehemaligen Bleimine. Seit 1999 sind in jenem Lager mehr als 37 Todesfälle mit nicht plausibler Ursache zu beklagen. Auch wird über viele Miss- und Fehlgeburten berichtet.

bekam Lähmungserscheinungen an Armen und Beinen. Im Verlauf der daraufhin eingeleiteten stationären Behandlung war das kleine Mädchen verstorben.

Dank des Engagements der Gesellschaft für bedrohte Völker (GfbV) und der Unterstützung durch das ZDF und die Aktion »Ein Herz für Kinder« konnte für Kasandra und ihre Familie die Ausreise zur Entgiftungsbehandlung noch rechtzeitig erreicht werden.

Nach dem ersten vierwöchigen Therapieabschnitt erfolgten bis September 2006 zweimal monatlich Infusionen mit natürlichen Chelatbildnern, hochdosiertem Vitamin C und Spurenelementen (z. B. Selen, Zink). Dazwischen erfolgte eine orale orthomolekulare Behandlung mit Alpha-Liponsäure, Vitaminen, Mineralstoffen, Spurenelementen, Aminosäuren und Probiotika (Laktobazillen, Bifidobakterien).

Neben Infusionen mit natürlichen körpereigenen Wirkstoffen (Glutathion, Alpha-Liponsäure) wurden Spurenelemente, Vitamine und Mineralstoffe per Infusion und oral verabreicht.

Die Unterbringung erfolgte im Lenchen-Heitmann-Haus (eine Einrichtung des diakonischen Werkes). Es wurden weitgehend Nahrungsmittel aus biologischem Anbau verwendet. Im Rahmen des von der Gemeinde Bad Emstal unterstützten sportmedizinischen Programms wurde mehrmals wöchentlich Schwimmunterricht erteilt. Das Thermalbad durfte täglich kostenlos benutzt werden.

Bei der Vitalstofftherapie erhielten wir dankenswerter Weise große Unterstützung von der holländischen Firma Supplementa in Winschoten.

Im Verlauf der Entgiftungstherapie sind die neurologischen Symptome rasch abgeklungen. Bewusstlosigkeit bzw. Schläfrigkeit traten bei Kasandra nicht mehr auf. Im Gegenteil: Mittlerweile war sie sehr lebhaft geworden. Die Begleitpersonen berichteten, dass es nun schwierig geworden sei, sie zum Einschlafen zu bringen. Bauchschmerzen, Übelkeit und Erbrechen traten nicht mehr auf.

Untersuchungsergebnisse bei Kasandra

Die Kernspinuntersuchung (Magnetresonanztomographie MRT) zeigte eine Signalanhebung im Leberparenchym, was mit einer geringgradigen Steatosis hepatis (Fettleber) vereinbar ist. Die Stuhlanalyse zeigt eine bakterielle Fehlbesiedelung des Darmes. Neben einem moderaten Wachstum von Hefepilzen (Candida parapsilosis) wurden Gamma-Streptokokken, Bacillus- und Pseudomonas-aeruginosa-Stämme nachgewiesen. In der Gruppe der freundlichen Bakterien waren Laktobazillen, Bifidobakterien und E.-coli-Stämme deutlich erniedrigt. Es erfolgte eine Behandlung mit probiotischen Bakterienstämmen (Laktobazillen, Bifidobakterien).

Bei den Blut- und Urinanalysen zeigten sich im Verlaufe der Therapie deutliche Verbesserungen. Das Blutbild hat sich verbessert. Die anfangs erhöhten Erythrozyten, Thrombozyten und der Hämatokritwert befinden sich nun im Normbereich. Der erhöhte Gesamt-IgE-Wert und die erhöhten basophilen Granulozyten weisen auf allergische Reaktionen hin.

Die Stoffwechselanalyse im Urin zeigte anfangs einen erhöhten oxidativen Stress, der bei der Kontrolluntersuchung nach der vierwöchigen Behandlung nicht mehr nachweisbar war. Auch die anfangs auffälligen Störungen der Botenstoffe des Gehirns (Dopamin, Adrenalin) haben sich innerhalb von vier Wochen normalisiert.

Rasche Symptomverbesserung auch bei den anderen Familienmitgliedern

Zusammenfassend lässt sich sagen, dass die Entgiftungstherapie im Sommer 2006 zu einer raschen Symptomverbesserung der Familie aus dem Flüchtlingslager geführt hat. Bei sechs Personen konnten die stark erhöhten Bleiwerte im Blut abgesenkt werden. Die Blutbilder und die Ergebnisse der Stoffwechselanalysen im Urin (ORGANIX-Profil, vgl. S. 125) haben sich durchweg gebessert, wenngleich sie bei den meisten noch nicht im Normbereich lagen. Bei den letzten Untersuchungen im September 2006 zeigten sich zum Teil um 90 Prozent niedrigere Bleiwerte im Vergleich zur ersten Haaranalyse im Mai 2006. Ähnliche Verbesserungen zeigen auch die Blutanalysen (Erythrozyten-Analysen).

Dank optimaler diagnostischer und therapeutischer Möglichkeiten konnte ein guter, rascher Therapieerfolg erzielt werden – und dies ohne den Einsatz der üblichen Medikamente wie EDTA oder DMPS, die bei manchen zu erheblichen Nebenwirkungen führen.

Sehr deutlich konnte der Erfolg des Hepar-Tox-Therapieprogramms durch die Testergebnisse der Ergospirometrie belegt werden. Dabei wird die Sauerstoffverwertung in den Zellen mit Atemgasanalysen während körperlicher Anstrengung (Laufband, Fahrrad) gemessen. Die beste Belastbarkeit zeigte sich bei dem Kind mit den niedrigsten Bleiwerten im Haar bei der Eingangsuntersuchung.

Die schlechteste Belastbarkeit hatte das Kind mit den höchsten Bleiwerten im Haar. Die Sauerstoffverwertung erwies sich bei der Kontrolluntersuchung nach der Infusionstherapie um durchschnittlich ein Drittel (!) höher. Das wäre bei alleinigem gezieltem Training laut Internist Dr. Klaus-Michael Weber vom Institut für Präventiv- und Sportmedizin in Bad Wildungen erfahrungsgemäß erst nach etwa einem Jahr (!) zu erwarten gewesen. Darüber hinaus war der Body-Mass-Index (BMI) bei allen nach der vierwöchigen Behandlung bei guter und regelmäßiger Ernährung um durchschnittlich 1 kg/m^2 höher.

Die Ergebnisse der Hepar-Tox-Entgiftungsbehandlung der Kinder aus dem Flüchtlingslager im Kosovo wurden erstmals im Juni 2007 veröffentlicht (25. Internationaler Kongresses für Umweltmedizin in Dallas am 9./10. Juni 2007). In Deutschland war dieses Thema am 27. Juli 2008 auf der Tagesordnung der von *American Biologics* veranstalteten Jubiläumsveranstaltung (20th International Symposium) in Heiligendamm.

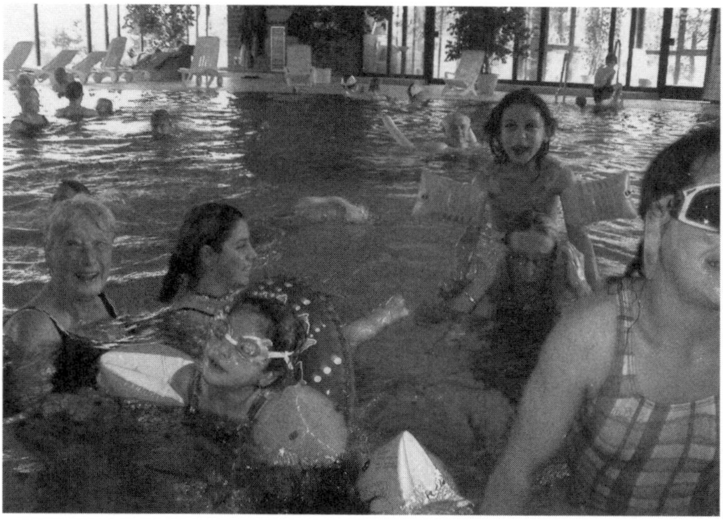

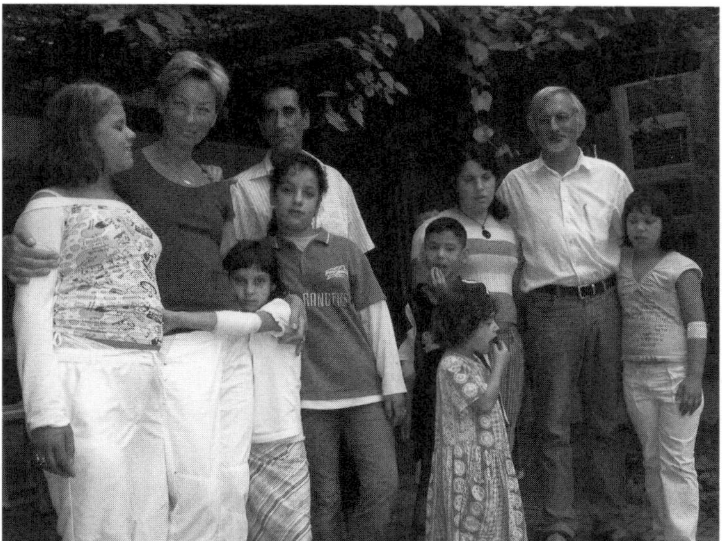

Der gute Erfolg der Entgiftungstherapie ist letztlich auch auf die idealen Bedingungen wie biologische Ernährung, tägliches Thermalbaden, Nährstofftherapie, Infusionen zurückzuführen.
Im Bild unten: Hiltrud und Klaus Runow (2. von. links bzw. rechts) mit Familie Mustfa nach der Entgiftungstherapie.

Einführung in die Functional Medicine

Functional Medicine wird die Medizin des 21. Jahrhunderts werden, weil das bisherige Reparatursystem an die Grenzen der Finanzierbarkeit gekommen ist und nur wenig Rücksicht auf die biochemische Individualität des Menschen nimmt. Spätestens seit der Entdeckung der bahnbrechenden Möglichkeiten genetischer Untersuchungen wissen wir, dass jeder Mensch eine biochemische Individualität mit einzigartigen Reaktions- und Regulationsmöglichkeiten darstellt.

Aus der Kriminalistik ist jedem der Fingerabdruck bekannt, mit dem man eine Person identifizieren kann. Moderne Analysetechniken erlauben, genetische Fingerabdrücke zu erstellen. So einzigartig ein Fingerabdruck oder die Haut- und Augenfarbe eines Menschen kodiert ist, so einzigartig ist auch die Entgiftungskapazität der Leber. Bei dem in diesem Buch vorgestellten Hepar-Tox-Programm werden Krankheiten unter dem Aspekt einer chronischen Vergiftung gesehen. Hierbei werden endogene (im Körper ablaufende) Stoffwechselprozesse und exogene (von außen einwirkende) Umweltbelastungen analysiert.

Ziel der Functional Medicine ist es, Entgiftungsvorgänge zu verstärken, Entzündungsprozesse zu beseitigen und Zellmembranen zu schützen.

Auf der Basis der modernen – die individuellen pathophysiologischen Prozesse betreffenden – Untersuchungsmethoden erfolgen patientenzentrierte Therapiestrategien mit der Zielsetzung, Entgiftungsvorgänge zu verstärken, Entzündungsprozesse zu beseitigen und Zellmembranen zu schützen. Dieser therapeutische Ansatz führt dazu, dass durch toxische Stoffwechselprozesse verletzte Membranen wieder regeneriert bzw. geschützt werden. Bei dieser Membranschutztherapie steht der Schutz der Kraftwerke in unseren Zellen (Mitochondrien) an erster Stelle, weil ohne Energie keine Entgiftung stattfindet.

Die biochemische Individualität – Beeinflussung der Genexpression

Functional Medicine ist die patientenzentrierte und nicht krankheitszentrierte Medizin. Sie akzeptiert den Menschen als biochemische Individualität und erarbeitet Therapiekonzepte mit dem Ziel die genetischen Expression von Krankheiten zu verhindern bzw. zu verzögern. Viele altersbedingte Krankheiten - ob Krebs, Alzheimer oder Herzkrankheiten - haben eine gemeinsame Ursache, nämlich die Membranschädigung durch chronische Entzündungsprozesse. Diese werden verursacht bedingt durch Umwelt- und Stoffwechselgifte wie freie Radikale, Entzündungsmediatoren (Leukotriene), Stoffwechselprodukte wie Östrogenmetaboliten (4- bzw. 16-OH-Östrogen), Antikörper gegen Nahrungsmittel (z. B. Gluten-Antikörper) etc. Forscher bezeichnen die Entzündung als »Secret Killer«, den geheimen Killer. Studien belegen, dass antientzündliche Therapien mit einem geringeren Auftreten von Morbus Alzheimer, Schlaganfall, Diabetes, Herzkrankheiten und Depressionen einhergehen.

Es dauert drei Generationen mit optimaler Nährstoffzufuhr, um die Immunaktivität wieder zurück auf den normalen Status der Elterngeneration zurückzuführen.

Nährstoffmängel stören Genfunktionen

Störungen der Genexpression - also grundlegender physiologischer Prozesse in unseren Zellen - können durch eine mangelhafte Nährstoffversorgung ausgelöst werden. Das ließ sich an Tieren bei Untersuchungen aus dem Jahr 2006 beobachten. Der Nachwuchs suboptimal ernährter Katzen hatte Asthma - eine Krankheit, die auch beim Menschen stark zugenommen hat. Interessant ist nun die Beobachtung, dass es immerhin drei Generationen mit optimaler Nährstoffversorgung dauerte, um bezüglich der Lungenfunktion wieder zurück auf die so F0-Generation – also auf den Status der gesunden, nicht asthmakranken Katzeneltern – zu kommen. Diese Untersuchung wurde an der University of California, Department of Nutrition, noch spezifiziert. Schwangere Katzen erhielten eine zinkreduzierte Diät. Der Nachwuchs hatte eine Immunschwäche und litt an häufigen Infektionen. Auch hier dauerte es wieder drei Generationen mit optimaler Zinkzufuhr, um die Immunaktivität wieder zurück auf den Status der normalen Immunaktivität der Elterngeneration zurückzuführen.

Umweltgifte wirken wie Hormone. Nahrungsmittel werden massiv mit Hormonen, Antibiotika und sogar Insektensprays behandelt. Jungen werden unfruchtbar. Die Geschlechtsreife bei Mädchen setzt Jahre früher ein. Die Krebsrate steigt.

Was können wir aus diesen Untersuchungen ableiten? Bei dem Nachwuchs mangelhaft ernährter Katzenmütter treten Störungen der physiologischen Vorgänge auf, indem Genexpressionen negativ beeinflusst worden sind, d. h. die genetischen Programme werden durch fehlende Nährstoffe längerfristig beeinträchtigt. Es handelt sich aber nicht um Mutationen (Erbgutschäden), sondern um sogenannte epigenetische Phänomene, also um Änderung der Genregulation und der Ausprägung der genetischen Information. Über diese komplizierten Steuerungsvorgänge weiß man allerdings noch sehr wenig.

Gifte stören Genfunktionen – Das Problem der Über-Östrogenisierung

Forscher von der Georgetown-Universität in Washington berichten, dass z. B. das Schwermetall Cadmium bei Ratten körperliche Veränderungen wie das Sexualhormon Östrogen verursacht. Sie fanden in den Tieren nach Cadmium-Einwirkung vergrößerte Gebärmuttern, verstärktes Wachstum von Brustdrüsen und genetische Reaktionen wie auf Östrogene. Auch setzte bei weiblichem Nachwuchs die Pubertät früher ein.

Übertragen auf den Menschen könnte dies ein erhöhtes Brustkrebsrisiko bedeuten. Übrigens: In dieser Studie wurden bislang als harmlos geltende Konzentrationen des Schwermetalls eingesetzt, die unter der von der Weltgesundheitsorganisation vorgegebenen Grenzwerten lagen.

Umweltgifte als Mitverursacher von Krebs?

Umweltgifte mit hormonellen Eigenschaften werden als Mitverursacher von Krebs im Bereich der Fortpflanzungsorgane betrachtet. *Spiegel Online* berichtet am 21.12.2007 über einen Pestizid-Skandal. Ein Arbeiter, der auf einer Bananenplantage regelmäßig dem hochgiftigen Pestizid Nemagon (Wirkstoff: Dibromchlorpropan DPCP) ausgesetzt war, leidet an den Spätfolgen dieser Vergiftung – er musste sich mehrfach operieren lassen: an den Augen, an der Prostata und sogar an den Genitalien – »die haben ihm die Ärzte schließlich wegen der Krebsgeschwüre amputiert.«

Durch die Entgiftungstherapie sank der stark erhöhte Quecksilberwert innerhalb von sechs Monaten um 90 Prozent.

Da viele Umweltgifte Hormonwirkungen besitzen, kann man heute von einer Über-Östrogenisierung sprechen. Frauen und Frauenärzte sollten daher genau überlegen, ob eine medikamentöse Östrogentherapie – z. B. in und nach den Wechseljahren – wirklich hilfreich ist oder ob die »Über-Östrogenisierung« durch Umweltgifte durch die Medikamente sogar noch verstärkt wird. Kinder sind durch die Hormonüberlastung durch Umweltgifte am stärksten betroffen.

Wirtschaftsboom und Umweltgifte

Auch bei meinen Patienten aus China fielen außergewöhnlich hohe Schwermetallwerte im Blut auf. Selbst Führungspersonen, von denen man annehmen dürfte, dass sie sich gut und

Vergiftete Lebensmittel mit dramatischen Auswirkungen

Spiegel-Online berichtet am 16. Dezember 2007 von einem »Lebensmittel-Horror in China« – Nahrungsmittel würden massiv mit Hormonen, Antibiotika und sogar Insektensprays behandelt. Bei den Mädchen setze die Geschlechtsreife vier Jahre früher ein als normal, viele Jungen hingegen seien unfruchtbar. Vergiftete Babynahrung sorge für Missbildungen und massive Erkrankungen.

Zwischen 200.000 und 400.000 Menschen, schreibt der chinesische Journalist und Regimekritiker Zhou Quing, würden jährlich Opfer vergifteter Lebensmittel. Ein Drittel der Krebserkrankungen, die in zweistelligen Raten zunähmen, sei auf vergiftete Nahrung zurückzuführen. Zhou Quing hat zwei Jahre recherchiert und Lebensmittelhändler, Restaurantbesitzer, Fischfarmer, Bauern und Manager von Lebensmittelfabriken interviewt. Eine riskante Arbeit: »Es war gefährlicher, als Drogenhändler zu jagen«, erinnert sich Zhou. Sein Buch »What kind of God?« – »Was für ein Gott ist das?« wurde unmittelbar nach der Veröffentlichung verboten.

gesund ernährten, klagen zunehmend über ausgeprägte neurologische Störungen, die sie bei der Ausübung ihrer anstrengenden Managementaktivitäten immer mehr beeinträchtigten.

Als Umweltmediziner muss ich mich zunehmend mit schwierigen Problemen auseinandersetzen. Kürzlich wurde ich von der Geschäftführerin eines bekannten Unternehmens in Hongkong mit der Frage konfrontiert, ob ich aufgrund der hohen Schwermetallwerte in ihrem Blut zu einem »umweltmedizinisch indizierten Schwangerschaftsabbruch« raten würde? Ihr Arzt in Hongkong hatte nämlich hierzu geraten. Für mich war diese Frage nicht leicht zu beantworten. Im Dezember 2007 erhielt ich die Mitteilung, dass der Kinderwunsch um ein Jahr verschoben worden sei. Schweren Herzens habe sie sich für den Abbruch entschieden. Zwischenzeitlich soll eine intensive Entgiftungsbehandlung bei uns in Deutschland erfolgen. Ein anderer Patient aus China teilte mir mit, dass sein hundertfach über dem Normbereich liegende Quecksilberwert innerhalb von acht Monaten durch unsere Entgiftungsbehandlung deutlich abgesunken sei: Er liege jetzt »nur noch« zehnfach über dem Referenzbereich. Wie diese Nachricht belegt, ist eine Entgiftungstherapie auf jeden Fall sinnvoll – sie kann jedoch in vielen Fällen erst nach Monaten zu einer deutlichen Entlastung des Organismus führen. Etwas Geduld ist hierbei immer notwendig – die Vergiftung ist bei den meisten Patienten schließlich auch nicht in wenigen Tagen erfolgt.

Gefahr durch chemische Weichmacher

Auf dem internationalen Functional Medicine Kongress in Tampa/Florida wurde im April 2006 über das wachsende Problem von Hormonwirkungen u. a. durch chemische Weichmacher wie Phthalate berichtet. Auch in den USA setze die Geschlechtsreife bei Mädchen immer früher ein. Phthalate befinden sich in vielen Kunststoffprodukten.

Alle in Deutschland untersuchten Kinder sind mit zum Teil bedenklichen Konzentrationen von Plastikweichmachern belastet.

Das Deutsche Ärzteblatt berichtet im September 2007, dass Kinder trotz Verboten von gefährlichen Plastikweichmachern und Giften wie DDT ausgesetzt sind: »Das ist das Ergebnis des Kinder-Umwelt-Surveys des Umweltbundesamtes (UBA). Die Experten fanden Spuren der Stoffe bei allen untersuchten Jungen und Mädchen. Weichmacher, wie etwa Diethylhexylphthalat, dessen Metaboliten (Abbauprodukte) im Urin der Kinder nachgewiesen wurden, sind in Kinderspielzeug und Babyartikeln verboten. Dennoch seien die Konzentrationen zum Teil bedenklich, sagte UBA-Chef Andreas Troge.«

Untersucht wurden 1790 Kinder im Alter von 3 bis 14 Jahren. Kinder aus niedrigen Schichten sind stärker mit Passivrauch belastet, ebenso mit Blei. Bei sozial besser gestellten Kindern wurden hohe Konzentrationen von Organophosphat-Pflanzenschutzmitteln ermittelt. Die Quelle ist nicht eindeutig zu bestimmen. Das Umweltbundesamt vermutet, dass der Konsum von belasteten Fruchtsäften die Ursache ist.

Auch Arzneimittel enthalten Plastik-Weichmacher!

In Deutschland kommen Phthalate auch als Zusätze in vielen Arzneimitteln vor - sogar in Naturheilmitteln! Mein Tipp: Im Beipackzettel immer die Aufzählung der »sonstigen Bestandteile« lesen. Wenn die Substanz Dibutylphthalat oder ähnliche Verbindungen mit der Silbe -phthalat auftauchen, würde ich das Arzneimittel nicht einnehmen. Sie werden staunen, wie viele »Heilmittel« Phthalate und andere Kunststoffe wie Acrylate enthalten.

Arzneimittel stören Genfunktionen - Die Rolle der Single-Nukleotid-Polymorphismen

Die täglich durch Ärzte verursachte Chemikalienbelastung soll nicht unerwähnt bleiben: die Arzneitherapie. Sie stellt eine nicht unerhebliche exogene Belastungsquelle für die Entgiftungsenzyme dar. Gelegentlich reicht die Dauertherapie mit nur zwei oder drei Arzneimitteln, um erhebliche Leberschädigungen zu verursachen, die in manchen Fällen sogar eine Lebertransplantation erforderlich gemacht haben. Unerwünschte Wirkungen auf Arzneimittel stellen mit über 100.000 Toten jährlich die viertgrößte Todesursache in den USA dar - in Deutschland sollen es etwa 25.000 Todesfälle pro Jahr sein, mehr Tote als im Straßenverkehr! Darüber hinaus werden in den USA jährlich über 2,2 Millionen schwere »Nebenwirkungen« auf Arzneimittel beklagt.

Unerwünschte Wirkungen auf Arzneimittel stellen mit über 100.000 Toten die viertgrößte Todesursache in den USA dar - in Deutschland sollen es etwa 25.000 Todesfälle pro Jahr sein, mehr Tote als im Straßenverkehr!

Ein dramatischer Fall ist der achtjährige Michael, der nach der Verabreichung des Antidepressivums Prozac® (Wirkstoff: Fluoxetin) verstarb.

Der Patient gehörte in die Gruppe der langsamen Entgifter (poor metabolizer) – die genetischen Risikoanalysen ergaben bei ihm einen sogenannten CYP2D6-Polymorphismus (SNP) mit der Folge einer gestörten bzw. blockierten Entgiftung dieses Arzneimittels. Grundsätzlich muss man sich die Frage stellen, ob es tatsächlich sein muss, Kindern so früh Psychopharmaka zu verabreichen, auch wenn sie über eine gute Entgiftungsleistung verfügen.

Unbekannte genetische Risiken

In den Beipackzetteln verschiedener deutscher Arzneimittel tauchen in letzter Zeit zunehmend Hinweise auf pharmakologische Eigenschaften des betreffenden Arzneistoffes im Hinblick auf die genetischen Risiken auf. Diese werden auch Single-Nukleotid-Polymorphismen oder kurz SNPs genannt und beziehen sich auf die individuelle Entgiftungsleistung. Zum Beispiel wird bei dem Antiallergikum Loratadin auf die Polymorphismen der CYP2D6- und CYP3A4-Enzyme hingewiesen. Die Pharmaindustrie denkt an diese Zusammenhänge und erwähnt – sicherlich auch aus juristischen Gründen –, dass Personen mit bestimmten genetischen Eigenschaften, durch die Einnahme der betreffenden Arzneistoffe Nebenwirkungen entwickeln und somit geschädigt werden können.

Und wir Ärzte? In welcher Arztpraxis oder Klinik werden routinemäßig genetische Analysen zur Überprüfung der individuellen Entgiftungsleistung durchgeführt? Hierfür ist zurzeit kein Budget vorgesehen. Unter diesem Aspekt ist die Überschrift in der Medizinerzeitung ***Medical Tribune*** aus dem Jahr 2004 etwas abenteuerlich: »Uniklinik verordnet 48 Tabletten!« Es soll sich hierbei offenbar nicht um Einzelfälle handeln.

Wenn aber vor der Verordnung einer derartigen Vielzahl von Arzneimitteln die genetische Entgiftungsleistung vorher nicht analysiert worden ist, wäre das bei dem heute verfügbaren Wissen meines Erachtens mindestens ein Kunstfehler - vielleicht sogar fahrlässig in Kauf genommene Körperverletzung. Davon abgesehen wäre ich persönlich - und wohl auch die Mehrzahl der Ärzte - momentan nicht in der Lage die Wechselwirkungen von 48 verschiedenen Tabletten pro Tag zu überschauen.

Ich bin mir aber sicher, dass moderne medizinische Analysen wie die Bestimmung der Single-Nukleotid-Polymorphismen, und andere in diesem Buch angesprochene Verfahren in wenigen Jahren zum Routineprogramm auch im staatlichen Medizinbetrieb werden.

Signalstoffe in Lebensmitteln regulieren Genfunktionen

Aktivierung der Leberentgiftung durch farbige Lebensmittel

Farbige Inhaltsstoffe in Lebensmittel geben positive Signale an unsere Gene. Es handelt sich bei diesen Pflanzenpigmenten (z. B. Polyphenole, Bioflavonoide, Isoflavone) also nicht um die klassischen Nährstoffe, die uns mit Kalorien und Baustoffen versorgen, sondern vielmehr um Signalstoffe (englisch: Dietary Signaling Molecules). Einfach ausgedrückt kann man sagen: »Nahrung spricht mit den Genen.«

Farbige pflanzliche Lebensmittel enthalten wichtige Signalstoffe für unsere Gene.

Die pflanzlichen Signalstoffe sind unerlässlich für eine normale Funktion und Kommunikation der Zellen. Fehlen diese - beispielsweise durch die industrielle Verarbeitung der Nahrung -, stellen sich Störungen in der genetischen Signalkette ein. Es resultieren dann sozusagen Notprogramme in der genetischen Steuerung, die sich u. a. in Form von Entzündungen und Wassereinlagerungen (Gewichtszunahme) etc. äußern können.

Positive Signale auf unsere Entgiftungsgene – d. h. die genetische Steuerung der Entgiftungsenzyme – haben u. a. Signalstoffe aus Brokkoli-Gemüse: Sulforaphan, Indol-3-Carbinol oder Diindolylmethan (DIM). Die Leber verfügt über zwei wichtige Entgiftungswege. In der Phase I werden Gifte chemisch umgewandelt wobei auch aggressive Stoffwechselprodukte entstehen können. In der Phase II werden die umgewandelten Gifte in eine wasserlösliche Form gebracht und anschließend über den Darm bzw. die Niere ausgeschieden. Sulforaphan bewirkt in der Leber eine Aktivierung der Phase-II-Entgiftungsenzyme. Beeindruckend ist, dass Sulforaphan gleichzeitig auch die körpereigene Produktion von Antioxidanzien anregt und somit aggressive Reaktionen, die bei dem Entgiftungsprozess auftreten können, neutralisiert.

Brokkoli verstärkt die Leberentgiftung.

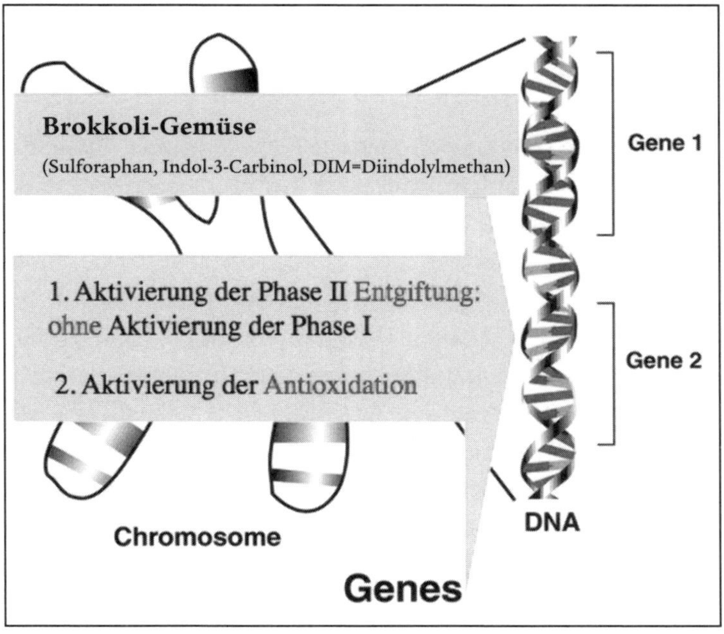

Wirkung der in Brokkoli enthaltenen pflanzlichen Signalstoffe auf unsere Gene.

Polyphenole senken das Herz-Kreislauf-Risiko

Im Jahr 2005 wurde erstmals in einem Tierversuch die Wirkung der Signalstoffe in Lebensmitteln untersucht. Es handelt sich um die erste Studie, bei der nicht die Fette, Kohlenhydrate und Eiweiße – die Baustoffe des Organismus – im Mittelpunkt standen. Vielmehr sollte untersucht werden, welche Auswirkungen die pflanzlichen Signalstoffe auf den oxidativen Stress und das Diabetesrisiko haben.

Bei dem Versuch erhielt eine Gruppe der Tiere Hirse, die mit farbigen pflanzlichen Signalstoffen (Polyphenolen, Bioflavonoiden) angereichert war. Die andere Gruppe erhielt reguläre Hirse. Unverändert in beiden Gruppen war der Anteil an Fetten, Kohlenhydraten und Eiweißen. Es zeigte sich, dass die Gruppe, die die pflanzlichen Signalstoffe erhielt, einen niedrigeren oxidativen Stress und ein geringeres Diabetesrisiko hatten. Zelluläre Signalprozesse wurden positiv beeinflusst und zudem wurde sogar die Leistung der Zellkraftwerke (Mitochondrien) verbessert wurde.

Nicht Fette, Kohlenhydrate und Eiweiße sollten im Mittelpunkt der Ernährungsberatung stehen – sondern die farbigen Signalstoffe in der Nahrung.

Die erste Untersuchung an Menschen mit ähnlicher Aufgabenstellung erfolgte im Jahr 2006 am Institut für Functional Medicine in GigHarbor in den USA. Dr. Lukaczer und sein Team wählten gesunde postmenopausale Frauen aus, also Frauen nach den Wechseljahren. Sie hatten leichtes Übergewicht und leicht erhöhte Blutfette (Dyslipidämie). Als Nahrungsquelle wurde ein Sojagetränk, das pflanzliche Signalstoffe wie Phytosterole, Polyphenole etc. enthielt, verabreicht. Die Kontrollgruppe erhielt das reine Sojagetränk ohne die pflanzlichen Zusatzstoffe. Bei der Kalorienzahl der Kontrollgruppe orientierte man sich an den Ernährungsempfehlungen der amerikanischen Herzgesellschaft (American Heart Association).

Nach zwölf Wochen verbesserten sich die Blutfettwerte (Triglyzeride) in der »Herzgesellschafts«-Gruppe um 12 Prozent.

In der Gruppe, die die angereicherte »Signalstoff-Diät« verzehrt hatte, verbesserten sich die Fettwerte um 57 Prozent (!) und das HDL (auch als das gute Cholesterin bezeichnet) stieg an. Darüber hinaus verbesserte sich die Insulinresistenz, d. h. das Diabetesrisiko und Entzündungswerte nahmen deutlich ab. Genau wie in dem geschilderten Tierversuch verbesserte sich bei den untersuchten Frauen auch die Leistung der Zellkraftwerke.

Farbige Pflanzenstoffe regulieren die Blutfette und reduzieren das Diabetesrisiko.

Was moderne Ernährungsempfehlungen aussagen

Zusammenfassend kann man sagen, dass moderne Ernährungsempfehlungen sich in diesem Zusammenhang nicht allein auf die Reduzierung von Fetten, Eiweißen und Kohlenhydraten konzentrieren sollten, sondern vielmehr den Gehalt an pflanzlichen Signalstoffen berücksichtigen müssen.

Ein hoher Anteil an farbigen Pflanzenpigmenten (z. B. Polyphenolen) ist der entscheidende Faktor im Hinblick auf die Regulierung der Blutfettwerte und der Reduzierung des Diabetesrisikos. Die hierdurch bewirkte Entzündungshemmung bedeutet nicht nur eine Minderung des Herz-Kreislauf-Risikos, sondern einen Schutz von Gehirn und Nervensystem. Man muss sich die Frage stellen, wie viele Medikamente (Metformin, Statine etc.) und restriktive Diäten wohl verordnet werden müssten, um in relativ kurzer Zeit solch positive Resultate zu erzielen. Weitergehende Informationen zu Polyphenolen und Sulforaphan (das beispielsweise in Brokkoli enthalten ist) findet man u. a. unter www.nwzg.de. Wir dürfen gespannt sein, welche Geheimnisse die sich sprunghaft entwickelnde Medizinrichtung, die »Functional Genomics« oder »Nutrigenomics« genannt wird, in den nächsten Jahren aufdecken wird. Denn die Ernährungs- und Nährstoffmedizin scheint zur Schlüssel- oder Basismedizin der Zukunft zu werden.

Hilfe bei chronischen Entzündungen durch Membranschutztherapie

Die in diesem Buch beschriebene Membranschutztherapie (Hepar-Tox) kann nur erfolgreich sein und als echte Präventivmedizin bezeichnet werden, wenn die individuellen Ursachen für die chronische Entzündung ermittelt worden sind. Da sich im Darm etwa 60 bis 80 Prozent des Immunsystems befinden, wird deutlich, warum man in der Functional Medicine Stuhl- und Verdauungsanalysen sowie die Abklärung von Nahrungsmittelunverträglichkeiten an den Anfang der Diagnostik stellt. Nahrung hat Informationscharakter für unseren Körper und ist nicht nur als Lieferant für Baustoffe zu sehen. Die Antwort des Immunsystems auf diese tägliche Informationsflut von Proteinen und Botenstoffen ist individuell unterschiedlich und kann einhergehen mit einem verstärkten Entzündungspotenzial.

Eine antientzündliche Therapie setzt im Darm an.

Laktoferrin als natürliches Antibiotikum

Weiße Blutkörperchen setzen bei Nahrungsmittelunverträglichkeiten u. a. den Tumor-Nekrose-Faktor (TNF-alpha) frei. Dadurch kommt es zu einer Hochregulierung entzündlicher Prozesse, wobei auch der Laktoferrinwert im Darm ansteigt.

Laktoferrin bindet Eisen, womit es nicht für den Bakterienstoffwechsel zur Verfügung steht. Laktoferrin hat somit bakteriostatische Eigenschaften und kann als natürliches Antibiotikum betrachtet werden. Die Einnahme von Eisen – auch bei niedrigem Eisenspiegel im Blut – kann daher in manchen Fällen (z. B. bei Infektionen) kontraproduktiv sein. Bei der Einnahme von Eisenpräparaten sollte man grundsätzlich vorsichtig sein. Eine differenzierte Blutanalyse verbunden mit einer ärztlichen Beratung ist hierbei unbedingt notwendig.

Bei Stuhlanalysen sollte aus den genannten Gründen Laktoferrin stets mitbestimmt werden. Eine antientzündliche Therapie setzt also im Magen-Darm-Trakt an. Eine Verbesserung des Darmmilieus im Hinblick auf die Mikrobiologie und Entzündungsfaktoren stellt auch bezüglich neurologischer Reaktionen eine wesentliche therapeutische Komponente dar.

Getreideunverträglichkeit und neurologische Beschwerden

Bei Glutenunverträglichkeit (Zöliakie) werden oft neurologische Beschwerden beobachtet, die man als entzündliche bzw. immuntoxische Antikörperreaktion betrachten kann. Patienten mit chronisch entzündlichen Darmerkrankungen haben häufig ähnliche Läsionen im Gehirn, wie sie bei der Multiplen Sklerose beobachtet werden. Diese Beispiele deuten auf eine immunologisch-entzündliche Darm-Hirn-Verbindung hin.

Eine gestörte Darmflora macht andere Körpergewebe empfindlicher für Umweltgifte.

Im Zusammenhang mit autistischen Kindern berichten Forscher, dass eine gestörte Darmflora andere Gewebe des Körpers empfindlicher für Umweltgifte wie Quecksilber machen. Da toxische Prozesse im Magen-Darm-Trakt eine gut funktionierende Entgiftungsleistung der Leber erfordern, ist die Trias Darm-Leber-Gehirn von grundlegender Bedeutung für die diagnostischen und therapeutischen Ansätze im Bereich der Functional Medicine.

Die Leistungsfähigkeit der Entgiftungsenzyme lässt sich heute durch Genanalysen ermitteln. Wir unterscheiden schnelle, langsame Entgifter und solche, die überhaupt nicht in der Lage sind, bestimmte Substanzen zu entgiften. Hier besteht die Gefahr einer tödlichen Wirkung durch die Einnahme eines normal dosierten Medikamentes. Man rechnet in Deutschland jährlich mit mehr als 25.000 Todesfällen durch unerwartete Nebenwirkungen auf Arzneimittel (siehe auch Seite 38f.).

Umweltgifte und neurodegenerative Erkrankungen

Die Grenze der biochemischen Belastbarkeit

Die umweltmedizinische Praxis zeigt: Der moderne Mensch gerät immer schneller an die Grenze der biochemischen Belastbarkeit, d.h. die für die Entgiftung notwendigen Enzyme, Eiweißverbindungen, Mineralien, Spurenelemente und Vitamine werden immer schneller verbraucht. So ist es zu verstehen, dass schließlich oft eine geringe Chemikalienexposition oder psychischer Stress ausreicht, um schwere Symptome auszulösen. Die biochemischen Reserven werden immer kleiner, so dass auch die Auslöser nicht besonders groß oder toxisch sein müssen. Nährstoffmangelzustände im Zusammenhang mit einer geringen Entgiftungsleistung machen sich übrigens schon unter Stress bemerkbar – schon lange bevor die klinische Diagnose für eine neurodegenerative Erkrankung feststeht.

Schon leichter Nährstoffmangel kann unterschwellige Veränderungen der Gehirnchemie und der geistigen Leistungsfähigkeit auslösen.

Vielfältige Belastungen und Nährstoffmangel

Zusätzlich zu der von Zahnlegierungen verursachten Metallbelastung durch Quecksilber, Zinn und Kupfer inhaliert der moderne Mensch Weichmacher (z.B. aus Kunststoffen und Computerplatinen), Lösungsmittel aus Farben und geklebten Teppichböden sowie Pestizide durch Insektensprays in Wohnungen und Flugzeugen. Auch die Arzneitherapie stellt eine exogene Belastungsquelle mit chemischen Substanzen dar.

Wissenschaftler des amerikanischen Landwirtschaftministeriums untersuchten die Leistungsfähigkeit und Gehirnfunktionen einer Gruppe von Personen, die über 60 Jahre alt waren. Die

Teilnehmer mit dem schlechtesten Ernährungszustand wiesen bei diesen Tests auch im EEG die stärksten Veränderungen auf. Die Forscher schlossen daraus, dass bereits ein leichter Nährstoffmangel unterschwellige Veränderungen der Gehirnchemie und der geistigen Leistungsfähigkeit auslösen können.

Widerstandsfähigkeit des Gehirns gegen Stress

Die Erhaltung der biochemischen Unversehrtheit unseres Gehirns kann man auch als eine allgemeine Verbesserung der Organreserve und der Widerstandsfähigkeit des Gehirns gegenüber Stress bezeichnen. Der Aufbau und die Freisetzung von Botenstoffen (Neurotransmittern) in unserem Gehirn sind im großen Umfang vom Nährstoffstatus und der Menge an oxidativen Radikalen, die bei einer mangelhaften Entgiftung entstehen, abhängig. Vitaminmangel ist auch ein Risikofaktor für die Alzheimer-Krankheit. In Fachkreisen ist mittlerweile anerkannt, dass ein erhöhter Homocystein-Spiegel im Plasma ein unabhängiger Risikofaktor für die Entstehung der Alzheimer-Krankheit oder einer vaskulären Demenz ist. Der Homocystein-Spiegel steigt bei einer Unterversorgung mit dem Vitamin B6, B12 und Folsäure.

Für die Entgiftung benötigen wir 80 Prozent unserer Energie. Wenn Umweltgifte die Mitochondrien – und somit die Energieproduktion – beeinträchtigen, kommt es zu einer Einschränkung der Entgiftungsleistung.

Die Masse des Gehirns macht nur 3 Prozent der Körpermasse aus. Die hohe Stoffwechselaktivität führt aber dazu, dass etwa 20 Prozent des Sauerstoff- und Glukosebedarfs verbraucht werden. Sauerstoff wird in jeder Zelle benötigt, jedoch werden im ungünstigsten Fall in den Zellen zu viele oxidative Sauerstoffradikale gebildet, die Zellmembrane im Gehirn (Phospholipide) schädigen können. Eine chronische Belastung durch toxische Substanzen führt im Laufe von Monaten und Jahren zu einer Vergiftung der energieproduzierenden Stoffwechselprozesse unseres Körpers.

Empfindliche Kraftwerke der Zellen

Besonders empfindlich sind die als Kraftwerke der Zelle bezeichneten Mitochondrien. In den Mitochondrien werden täglich bis zu 500 Liter molekularer Sauerstoff verstoffwechselt – 1 bis 2 Prozent davon zu reaktiven Sauerstoff-Spezies (oxidativer Stress = oxidative Radikale). Wenn Umweltgifte die Mitochondrien – und somit die Energieproduktion – beeinträchtigen, kommt es zu einer Einschränkung der Entgiftungsleistung. Für die Entgiftung benötigen wir immerhin fast 80 Prozent unserer Energieproduktion. Ein Anstieg an Giften im Blutkreislauf schädigt relativ schnell die Nervenzellen. Somit verwundert nicht, dass bei einer schleichenden Vergiftung ausgeprägte neurologische Symptome auftreten wie Erschöpfungszustände, Energieverlust, Kraftlosigkeit, Kopfschmerzen, Schwindel, depressive Verstimmung etc.

Krebs und Umweltgifte

Weit höheren Einfluss als genetische Faktoren auf die Entstehung der Krebserkrankungen hatte der Statistik zufolge die Umwelt: Der Anteil belief sich auf 58 bis 82 Prozent. In diesem Zusammenhang sollte man die Muttermilchanalysen des World Wide Fund for Nature (WWF) bedenken, in der über 350 Schadstoffe nachgewiesen worden sind – unter anderem Parfüm, Sonnenöl und Trockenreinigungsmittel. Die Dioxinwerte lagen über dem 42-fachen (!) der zulässigen Grenzwerte. Hierdurch wird deutlich, wie stark unsere Gene und natürlich unser Nervensystem schon kurz nach der Geburt mit Umweltfaktoren konfrontiert werden.

Das Krebsschicksal befindet sich nur selten in den Genen. Zwei Drittel der Krebserkrankungen werden durch Umweltgifte verursacht.

Viele Umweltgifte sind Nervengifte. Die Nervenschädigung beginnt somit bei vielen Säuglingen schon in der Stillzeit. Falls noch nicht geschehen, sollte die Mutter besonders in der Stillperiode für eine gute Ernährung – möglichst aus biologischem Anbau – und eine ausreichende Vitalstoffzufuhr sorgen. Die Einnahme von Vitalstoffen und körpereigenen Substanzen zur Förderung der Entgiftung ist für Mutter und Kind hilfreich.

In Muttermilch sind mehr als 350 Schadstoffe nachgewiesen worden.

Umweltgifte zerstören das Nervensystem

Täglich können wir in der Presse von erheblich belasteten Nahrungsmitteln lesen. Erdbeeren im Frühjahr sind nur noch mit Vorsicht zu »genießen«. Aber auch Johannis- und Stachelbeeren zeigten nach einer Untersuchung von Greenpeace eine starke Belastung mit giftigen Spritzmitteln. In 89 Prozent (!) der getesteten Früchte aus konventionellem Anbau fanden die Umweltschützer Pestizidrückstände. 11 Prozent hätten sogar die zulässigen Grenzwerte erreicht oder überschritten. Viele der insgesamt 20 nachgewiesenen Pestizide seien krebserregend, hormonell wirksam, nervengiftig oder könnten die Fortpflanzung beeinträchtigen. Außerdem seien nicht zugelassene Spritzmittel aufgefallen – nach Einschätzung von Greenpeace ein Hinweis auf illegalen Einsatz von Agrargiften. Bei den untersuchten Strauchbeeren handelt es sich fast ausschließlich um Proben aus Deutschland – nur eine Probe kam aus Ungarn.

Fragwürdig: ständig steigende Grenzwerte in Lebensmitteln

Würden die heutigen Messresultate nach den schärferen Grenzwerten aus dem Jahr 2001 bewertet, hätten sogar 68 Prozent das gesetzliche Limit überschritten. Die EU-Kommission und das deutsche Verbraucherministerium haben die Grenzwerte von 33 giftigen Spritzmitteln teilweise drastisch erhöht. Dazu gehört selbst das von der Weltgesundheitsorganisation (WHO) als »höchst gefährlich« eingestufte Insektizid Methomyl, dessen Grenzwert von EU und der damaligen Ministerin Renate Künast für Tomaten um das Zehnfache angehoben wurde. Man kann davon ausgehen, dass bei zwei Drittel der konventionell angebauten Tomaten Pestizidrückstände enthalten sind. In einer Pressemitteilung vom 31. Januar 2008 weist Greenpeace auf die bedenkliche Situation hin, dass staatliche Labors mehr als die Hälfte der Spritzmittel nicht aufspüren.

»Anstatt gefährliche Pestizide zu verbieten, erhöhten unsere Verbraucherschützer die Grenzwerte und servieren uns Lebensmittel mit immer höherem Giftgehalt.« (Manfred Krautter, Chemieexperte von Greenpeace)

Dass der Kontakt zu Nerven- und Immungiften nicht nur über die Atmung, sondern immer häufiger auch über die Haut durch Berühren kontaminierter Produkte des täglichen Bedarfs erfolgt, macht die im Juni 2005 veranlasste Rückrufaktion des Discounters ALDI deutlich. Zuvor hatte die Stiftung Warentest vor dem Kauf von vier Billig-Hämmern gewarnt. Die Kunststoffgriffe der Hämmer seien erheblich mit Schadstoffen belastet. Bereits beim Auspacken des vierteiligen Sets verbreiteten sie einen »penetranten Gestank«. Die Soft-Griffe der Hämmer enthielten hohe Konzentrationen polyzyklischer aromatischer Kohlenwasserstoffe (PAK).

Prophylaxe ist die beste Therapie

Im Hinblick auf die drastisch steigende Zahl neuodegenerativer Erkrankungen sollte nach den Ursachen gefahndet werden und an Therapieverfahren gearbeitet werden, die eine zunehmende Zerstörung der Nervenzellen verhindern.

Bisherige Behandlungen zielen darauf ab, die durch den Verfall bzw. Abbau bestimmter Hirnregionen und Nervenbahnen gestörte Biochemie durch entsprechende Medikamente auszugleichen. Functional Medicine setzt weit vorher an. Wenn durch moderne Untersuchungstechniken geklärt ist, ob jemand schlecht entgiftet und hierdurch der gesamte Organismus mit hochreaktiven chemischen Substanzen belastet ist, kann eine auf die einzelne Person abgestimmte Schutztherapie ausgearbeitet werden.

Umweltgifte und Parkinson

Aus verschiedenen Publikationen lässt sich ableiten, dass Personen, die häufig mit Industriechemikalien in Kontakt gekommen waren, auch häufiger an der Parkinson-Krankheit leiden als Personen, die nicht in dieser Art belastet waren. Studien aus dem Jahr 2000 zeigen, dass Umweltgifte bei Ratten neuropathologisch wirken. Bei chronischer Exposition von Ratten mit einem mitochondrialen Gift entwickelten die Tiere Parkinson-Symptome.

Es wird vermutet, dass auch andere neurodegenerative Erkrankungen des Alters wie Alzheimer aus einer Kombination aus langfristigen Toxinbelastungen und dem Prozess des biologischen Alters resultieren könnten. Forscher des Health Sciences Centers der Universität von British Columbia gehen davon aus, das sich die Parkinson- und Alzheimer-Krankheit sowie andere Neuronen-Erkrankungen nur durch den Ort der Schädigung durch Toxine voneinander unterscheiden.

Der körpereigene Stoff Melatonin blockiert Umweltgifte, die Parkinson verursachen.

In diesem Zusammenhang möchte ich auf die Beobachtungen von Prof. Russel Reiter von der Universität in San Antonio/Texas hinweisen. Auf dem 25. Umweltmedizin Kongress in Dallas/Texas im Juni 2007 berichtete er, dass die körpereigene Substanz Melatonin das Gehirn vor dem Angriff von Umweltgiften schützen kann: Ratten, die Parkinson erzeugende Gifte bekommen und gleichzeitig Melatonin erhalten hatten, entwickelten keine Parkinson-Symptome. Jedoch bekamen alle Tiere, die lediglich das

Nervengift erhalten hatten, nicht aber Melatonin, die Parkinson-Krankheit. Näheres über die Wirkung von Melatonin ist ab Seite 154 beschrieben.

Parkinson- und Alzheimer-Patienten haben eine eingeschränkte Leberentgiftung.

Die Forschungsgruppe um Rosemary Waring an der Universität Birmingham, berichtete darüber, dass auch bei Alzheimer-Patienten ähnliche metabolische Probleme auftreten, wie sie bei Parkinson-Patienten beobachtet worden waren. Ihre Forschungsgruppe erkannte, dass sowohl bei den Alzheimer- als auch bei den Parkinson-Patienten die Fähigkeit der Leber erschöpft war, freie Radikale zu neutralisieren. Die Patienten waren damit deutlich anfälliger für Schäden des Nervensystems durch direkte Einwirkung verschiedener toxischer Chemikalien.

Umweltgifte und Multiple Sklerose

Auch die Entstehung von multipler Sklerose wird häufig mit Umweltgiften in Verbindung gebracht. Eine schwedische Studie ergab, dass bei Personen, die Narkosegasen ausgesetzt wurden, das Erkrankungsrisiko für Multiple Sklerose bis zum Dreifachen erhöht ist. Die untersuchten Gase schädigen das antioxidative Abwehrsystem, indem sie freie Radikale in Leber, Herz und Nieren freisetzen.

Auf der Basis dieser Erkenntnisse wird der Sinn einer präventivmedizinischen Diagnostik und Therapie deutlich, besonders wenn man bedenkt, dass bei einer anderen neurodegenerativen Erkrankung, der Parkinson-Krankheit, Symptome erst auftreten, wenn über 50 Prozent der entsprechenden Nervenzellen verloren gegangen sind und der Betroffene 60 Jahre oder älter ist. Gefährdete Personen sollten daher frühzeitig mit einer nervenschützenden Behandlung beginnen und die Exposition mit Umweltgiften minimieren.

Gefährliche Schimmelpilze

Hierzu gehört auch der Schutz vor »biologischen Giften« – Giften, die in der Natur produziert werden, etwa von Schimmelpilzen. Man spricht hierbei von Mykotoxinen. In einer skandinavischen Fachzeitschrift für Neurologie aus dem Jahr 1991 wird ein möglicher Zusammenhang zwischen der Verbreitung von Schimmelpilzen und Multipler Sklerose diskutiert. Beachtenswert ist die geographische Verteilung von Mutterkorn (Claviceps purpurea), die sich in weiten Teilen mit der geographischen Verteilung der Multiplen Sklerose deckt.

Mutterkorn ist die kornähnliche Dauerform des giftproduzierenden Mutterkorn-Pilzes. Es muss in der Mühle bei der Reinigung aussortiert werden, kann aber dennoch in Getreideprodukten vorkommen.

Es ist meines Erachtens denkbar, dass immunologische Vorgänge im Organismus durch Schimmelgifte oder Schimmelallergene ausgelöst oder verstärkt werden. Der Wohn- und Lebensraum sollte diesbezüglich untersucht werden. Da auch Schimmel- und Hefekulturen den Darm besiedeln können, ist eine mikrobiologische Stuhlanalyse obligater Bestandteil einer umweltmedizinischen Diagnostik.

Umweltgifte schädigen das Gedächtnis

Bei einer Studie wurden zwei Personengruppen (49 bis 86 Jahre) untersucht, die entweder mehr als 12 Kilogramm Seefisch pro Jahr verzehrten oder weniger als 3 Kilogramm. Im Blut der Fischesser fanden sich deutlich höhere Konzentrationen an polychlorierten Biphenylen (PCB), Dichlordiphenyl-Trichlorethan (DDT), Blei und Quecksilber. Alle Probanden absolvierten neuropsychologische Tests. Bei den Aufgaben zu Merkfähigkeit und logischem Gedächtnis schnitten die Teilnehmer mit hoher PCB-Exposition signifikant schlechter ab. Für DDT, Blei und Quecksilber war bei dieser Studie kein negativer Einfluss auf die kognitiven Funktionen nachweisbar.

Toxische Metalle schädigen Nerven- und Immunsystem

Schwermetalle belasten das Nervensystem. Aus den unterschiedlichsten Quellen – sogar aus dem Gesundheitssektor – reichern sich Schwermetalle im Organismus an. Einer Information aus dem amerikanischen Ärzteblatt zufolge zeigten Kräuterpräparate deutliche Belastungen an Schwermetallen. Eines von fünf untersuchten ayurvedischen Kräuterpräparaten aus Südasien, wie sie in amerikanischen Drogerien verkauft werden, enthält potenziell gefährliche Konzentrationen von Blei, Quecksilber und/oder Arsen.

Problematisch ist, dass viele Patienten in guter Absicht zu diesen pflanzlichen Mitteln greifen, um sich zu entgiften. Spätestens wenn eine Erstverschlimmerung unter einer solchen Therapie auftritt, sollte überlegt werden, ob es sich um eine wie in der Homöopathie häufig auftretende »normale Erstverschlimmerung« handelt oder ob gerade eine schleichende Vergiftung mit Schwermetallen stattfindet. Grundsätzlich gilt: Nur rückstandsgeprüfte Tees kaufen!

Gestörter Vitamin-B12-Stoffwechsel

Quecksilber, Arsen und Blei führen sehr schnell zu einer Blockierung von Vitamin B12 in Nervenzellen.

Als mögliche pathophysiologische Ursache für die durch Schwermetalle ausgelösten neurologischen Auffälligkeiten kommt u. a. die Störung des Vitamin-B12-Stoffwechsels in Betracht. Therapeutisch kann in solchen Fällen die Infusion von Glutathion (Details siehe Seite 148ff.) bzw. die Einnahme von Methyl-B12 hilfreich sein.

Methyl-B12 ist allerdings in den üblichen deutschen Vitaminprodukten nicht enthalten; daher verwenden unsere Patienten häufig amerikanische Produkte.

Die Abklärung von Schwermetallbelastungen bei Patienten mit chronischen Beschwerden ist daher obligatorisch. Ich möchte stellvertretend für den gesamten Komplex giftiger Metalle drei herausgreifen: Blei, Quecksilber und Aluminium.

Bleibelastung

Durch Urin- und Haaranalysen stellen wir – zunehmend auch bei Kindern – erhöhte Bleiwerte fest (siehe das Analysenblatt auf Seite 56). Ein Grund kann die Anreicherung des Trinkwassers über alte Blei-Wasserrohre oder auch (moderne) hochwertige Armaturen sein. Grundsätzlich sollte daher Wasser – besonders morgens – erst verwendet werden, wenn etwa ein Liter herausgelaufen ist. In der Nachtphase bzw. nach längerem Stehen des Wassers in der Leitung löst sich Blei heraus und führt somit zu einer Bleibelastung. Im Januar 2008 berichtet die Zeitschrift *Öko-Test*, dass sogar Biolimonaden erhöhte Mengen an Blei und Nickel enthielten. Diese Beobachtungen machen klar, dass wir uns kaum vor Umweltgiften und besonders Schwermetallen wie Blei schützen können – nur durch die Unterstützung unserer Entgiftungsenzyme im Körper.

Bei einer Bleibelastung sind häufig auch gleichzeitig folgende Elemente erhöht: Eisen, Bor, Calcium und Zink. Ein niedriger Calciumanteil in der Ernährung erhöht die Bleiaufnahme.

Auswirkungen erhöhter Bleibelastung

Blei führt beim Menschen zu Nerven- und Nierenschädigungen und beeinträchtigt das blutbildende System. Die Verstoffwechslung von Calcium, Magnesium und Zink wird gestört. Moderat erhöhte Bleiwerte stören die Gedächtnisfunktion, Denkleistung, Nervenüberleitungen und den Vitamin-D-Stoffwechsel. Kinder mit hohen Bleiwerten neigen häufig zur Hyperaktivität und Lernstörungen. Diese Ergebnisse einer Studie aus dem Jahr 2000 stützen die Hypothese, dass IQ und Sozialverhalten in Relation stehen. Übereinstimmung besteht auch hinsichtlich der Beobachtung, dass Kinder mit hohem Bleigehalt in den Knochen sich aggressiver verhalten und häufiger straffällig werden. Fazit: Ein hoher Bleigehalt im Blut kann den IQ mindern und das Sozialverhalten negativ beeinflussen.

HAIR ELEMENTS

LAB#: H000000-0000-1
PATIENT: M V
ID: V-M-00001
SEX: Female
AGE: 5
CLIENT#: 25965

IFU • BAD EMSTAL®
Functional Medicine
Phone: 05624-8061
www.ifu.org

POTENTIALLY TOXIC ELEMENTS

TOXIC ELEMENTS	RESULT µg/g	REFERENCE RANGE	PERCENTILE 68th 95th
Aluminium	16	< 8,0	
Antimon	0,093	< 0,066	
Arsen	0,028	< 0,080	
Beryllium	< 0,01	< 0,020	
Wismut	0,053	< 2,0	
Cadmium	0,18	< 0,10	
Blei	5,1	< 1,0	
Quecksilber	0,07	< 0,40	
Platin	< 0,003	< 0,005	
Thallium	< 0,001	< 0,010	
Thorium	< 0,001	< 0,005	
Uran	0,045	< 0,060	
Nickel	2,1	< 0,40	
Silber	0,73	< 0,20	
Zinn	1,0	< 0,30	
Titan	0,71	< 1,0	
toxische Gesamtbelastung			

ESSENTIAL AND OTHER ELEMENTS

ELEMENTS	RESULT µg/g	REFERENCE RANGE	PERCENTILE 2.5th 16th 50th 84th 97.5th
Calcium	832	140– 500	
Magnesium	75	15– 45	
Natrium	19	12– 90	
Kalium	20	9– 60	
Kupfer	370	10– 22	
Zink	150	100– 190	
Mangan	0,65	0,20– 0,55	
Chrom	0,52	0,26– 0,50	
Vanadium	0,051	0,030– 0,10	
Molybdaen	0,074	0,048– 0,13	
Bor	0,92	0,35– 3,0	
Jod	0,95	0,25– 1,3	
Lithium	0,017	0,007– 0,023	
Phosphor	133	160– 250	
Selen	0,45	0,95– 1,7	
Strontium	1,5	0,19– 2,0	
Schwefel	47000	45500– 53000	
Barium	1,7	0,16– 1,2	
Kobalt	0,039	0,013– 0,035	
Eisen	25	8,0– 19	
Germanium	0,034	0,045– 0,065	
Rubidium	0,037	0,012– 0,16	
Zirkonium	0,090	0,030– 1,0	

SPECIMEN DATA

COMMENTS:

Date Collected:	20/6/2005	Sample Size:	0.201 g
Date Received:	23/6/2005	Sample Type:	Head
Date Completed:	25/6/2005	Hair Color:	
Client Reference:		Treatment:	
Methodology:	ICP-MS	Shampoo	

V06.99

RATIOS

ELEMENTS	RATIOS	EXPECTED RANGE
Ca/Mg	11,1	4– 30
Ca/P	6,26	1– 12
Na/K	0,95	0,5– 10
Zn/Cu	0,405	4– 20
Zn/Cd	833	> 800

Analyzed by ©DOCTOR'S DATA, INC. ADDRESS: 3755 Illinois Avenue, St. Charles, IL 60174-2420 CLIA ID NO: 14D0646470 MEDICARE PROVIDER NO: 148453

Haaranalyse eines 5-jährigen Mädchens mit erhöhten Schwermetallwerten wie Antimon, Blei, Cadmium, Zinn. Der Selenwert ist erniedrigt.

Was man bei hoher Bleibelastung tun kann

Folgende unspezifische Symptome sind mit einer Bleibelastung assoziiert: Kopfschmerzen, Erschöpfung, Gewichtsabnahme, Koordinations- und Denkstörungen. Bleiquellen sind: Schweißen, bleihaltige Farben, Trinkwasser, einige Kunstdünger, industrielle Abgase, bleihaltige Keramik und Druckerschwärze.

Entgiftungsmaßnahmen können die Bleispiegel normalisieren. Folgende Nährstoffe führen zu einem langsamen, aber kontinuierlichen Absinken der Bleiwerte im Haar: Vitamin C, Calcium, Magnesium, Zink und schwefelhaltige Aminosäuren. Als natürliche Chelatbildner (Wirkstoffe, die Metalle binden können) werden körpereigene Substanzen wie reduziertes Glutathion und Alpha-Liponsäure zur Entgiftung eingesetzt.

Während einer Entgiftungsbehandlung kann es durch die Schwermetallmobilisierung aus anderen Geweben vorübergehend zu erhöhten Bleiwerten im Haar kommen.

Zur weiteren Abklärung einer Bleibelastung dienen Urinanalysen nach vorheriger Mobilisierung durch Chelatbildner wie vorzugsweise Glutathion. Vollblutanalysen reflektieren nur die aktuelle Bleibelastung und erlauben keine Hinweise auf die Gesamtkörperbelastung. Eine Belastung durch Blei und andere toxische Elemente kann zu einem Anstieg von Protoporphyrin, einem Bestandteil des roten Blutfarbstoffes Hämoglobin, im Urin führen.

Beschwerden bei Quecksilberbelastung

Quecksilber ist für Menschen und Tiere toxisch. Die Beschwerden einer Quecksilberbelastung sind sehr individuell. Sie sind abhängig von der Entgiftungsleistung und Nährstoffversorgung der betreffenden Person. Quecksilber unterdrückt die biologischen Selenfunktionen und kann zu Immunstörungen führen. Symptome einer hohen Quecksilberbelastung sind Appetitverlust, neurologische Störungen (Sensibilitätsstörungen an Armen und Beinen, Zittern), Hör- und Sehverlust, Erschöpfung, Depression, emotionale Labilität, Gedächtnisstörungen, kognitive Dysfunktionen und neuromuskuläre Störungen. Es wird berichtet, dass die Quecksilberwerte im Haar gut mit einem erhöhten Herzinfarktrisiko korrelieren.

Quecksilberquellen

- Zahnmetalle (Amalgam)
- belasteter Seefisch
- Hämorrhoidalsalben
- Kosmetika (Cremes zur Hautaufhellung)
- diverse Instrumente (Thermometer, Elektroden, Batterien)
- Verbrennung fossiler Brennstoffe
- einige Düngemittel
- Papier/Zellstoff
- Goldindustrie

Die Basiswerte von Quecksilber sind bei Amalgamträgern höher als bei Personen, die keine Amalgamfüllungen haben. Nach der Entfernung von Amalgamfüllungen werden noch einige Monate lang erhöhte Quecksilberwerte im Haar beobachtet. Zur Überprüfung einer aktuell bestehenden Quecksilberbelastung dienen Vollblutanalysen, die jedoch keine Rückschlüsse auf Organbelastungen erlauben. Als Indikator für die Gesamtkörperbelastung sind Urinanalysen nach vorheriger Mobilisierung mit schwefelhaltigen Substanzen und Chelatbildnern wie vorzugsweise Glutathion zu empfehlen.

Auswirkungen einer Belastung durch Aluminium

Aluminium ist für unseren Körper nicht essenziell. Es ist toxisch, wenn zu hohe Mengen in die Zelle aufgenommen werden. Ein Aluminiumüberschuss kann die Bildung von Alpha-Keto-Glutarsäure blockieren, wodurch es zu einem Anstieg von toxischem Ammoniak in den Zellen kommt. Aluminium besitzt neurotoxische Effekte. Es kann sich an die phosphorylierten Basen in der DNA binden und den Proteinstoffwechsel unterbrechen.

Häufig ist der Aluminiumwert im Haar bei Personen erhöht, die an Verhaltensstörungen, Aufmerksamkeits-Defizit-Hyperaktivitäts-Syndrom (ADHS) und Autismus leiden. Oft wird gleichzeitig ein Zinkmangel festgestellt. Patienten mit Nierenleiden bzw. Dialysepatienten können erhöhte Aluminiumwerte haben. Eine Aluminiumbelastung durch Deodorants kann eine Multiple Chemikalien-Sensibilität auslösen (siehe auch Seite 23f).

Bei präseniler Demenz oder Alzheimer-Krankheit sollte an eine Aluminiumbelastung gedacht werden.

Quellen von Aluminium

- aluminiumhaltige Backhilfsmittel, Backpulver
- Medikamente (magensäurebindende Mittel)
- Schmelzkäse, Deospray (anti-perspirant)
- Trinkwasser

Frühsymptome einer Aluminiumbelastung sind Erschöpfung, Kopfschmerzen und ein Absinken des Phosphatspiegels. Zur weiteren Abklärung einer Aluminiumbelastung kann eine Urinanalyse hilfreich sein. Es wird berichtet, dass Aluminium durch Silikat effektiv als Komplex ausgeschieden werden kann. Nach persönlichen Mitteilungen soll ein Komplex aus Malonsäure und Magnesium zu einer guten Aluminiumausscheidung führen.

Schwermetallentgiftung durch DMPS und DMSA?

Entgegen weit verbreiteter Auffassung sind chemische Chelatbildner wie DMPS oder DMSA (Wirkstoffe, die Metalle binden) zur Schwermetallentgiftung des Gehirns nicht besonders geeignet, weil sie die Blut-Hirn-Schranke nicht überwinden.

Alpha-Liponsäure und Glutathion können die Blut-Hirn-Schranke durchdringen und sind daher als körpereigene Moleküle besonders geeignet für die Entgiftung des Gehirns. Hierbei sollte aber berücksichtigt werden, dass bei oraler Einnahme von Glutathion nur ein kleiner Teil resorbiert wird. Glutathion wird daher bevorzugt als Infusion verabreicht (siehe Hepar-Tox-Infusionstherapie, Seite 118ff.). Neuerdings bietet ein amerikanischer Hersteller flüssiges Glutathion zur oralen Einnahme an. Die Resorption soll deutlich besser sein als bei herkömmlichen Kapseln/Tabletten.

Belastung durch endogene Gifte

Vielen Krankheiten liegt ein Anstieg giftiger, entzündungsfördernder Stoffwechselprodukte zugrunde. Das bedeutet, dass bei chronischen Erkrankungen grundsätzlich zunächst die Entgiftungsleistung bzw. eine Belastung der Leber durch exogene und endogene Gifte untersucht werden muss.

Zu den endogenen Giften gehören in erster Linie Stoffwechselprodukte, die über die Blutgefäße des Darmtraktes in die Leber gelangen und dort die Entgiftungswege stark belasten. Bei langsamen Entgiftern können sie die Entgiftungswege sogar blockieren.

Durch eine ungenügende Verdauungsleistung, bakterielle Fehlbesiedelung und Pilzerkrankungen kommt es zum leberbelastenden Anstieg toxischer Substanzen im Darm.

Da die Darmoberfläche immerhin eine Fläche von 300 bis 400 Quadratmeter einnimmt, kann man sich leicht vorstellen, wie stark die Leberbelastung ansteigt, wenn die Darmökologie im Ungleichgewicht ist. Durch eine biochemische Leberbelastung aus dem Körperinneren (metabolische Toxikose) addieren sich zahlreiche Umweltgifte, die von außen in den Körper gelangen. Durch die Anwesenheit pathogener Keime kommt es schnell zu einer Abnahme der Bifidobakterien, die zu den freundlichen Darmbakterien gehören.

Homocystein schädigt Gehirn und Gefäße

Zu den in unserem Stoffwechsel gebildeten Giften gehört auch das Homocystein. Es wirkt direkt neurotoxisch und schädigt das Gefäßsystem. Bei Patienten mit hohen Homocysteinwerten kommt es häufiger zu depressiver Verstimmung, Unruhe, Lebensunzufriedenheit und Gewichtsverlust als bei Demenzpatienten mit geringen Homocysteinwerten.

Da Homocystein durch Vitamine B6, B12 und Folsäure abgebaut werden kann, gehört die Gabe dieser Vitamine zwingend zum Therapieprogramm bei neurodegenerativen Erkrankungen. Aufgrund der vorliegenden Erkenntnisse lässt sich folgern, dass die Einnahme eines Vitamin-B-Komplexes als präventivmedizinische Maßnahme empfohlen werden kann.

Wer sich über den aktuellen Forschungsstand über die Auswirkungen von Hyperhomocysteinämie auf das Nervensystem informieren möchte, sollte die Internetseite www.dach-liga-homocystein.org beachten.

Autismus und Darmprobleme

Etwa die Hälfte der autistischen Kinder hat Darmprobleme wie chronischen Durchfall, Bauchschmerzen, Blähungen. Viele Eltern berichten, dass die Autismussymptome und auch die Darmbeschwerden erstmals nach einer Antibiotikatherapie aufgetreten sind.

Frühere Beobachtungen deuten darauf hin, dass eine gestörte Darmflora die Empfindlichkeit anderer Gewebe auf Schwermetalle (Quecksilber) erhöht. Diese Beobachtungen sollten uns veranlassen, das Diagnostikprogramm auf den Darm- und Leberbereich zu erweitern bzw. zu fokussieren, zumal die Ursache für die Verdreifachung des Auftretens von Autismus in Kalifornien in nur zwölf Jahren noch unbekannt ist. Neben Entgiftungstests der Leber (Hepar-Tox-Test) gehören zum Basisprogramm in der Functional Medicine stets Stuhl- und Verdauungsanalysen (siehe Seite 128ff.).

Krankheitsbilder und Nervenschäden

Die Parkinson-Krankheit – Morbus Parkinson

Die Anzahl der Neuerkrankungen von Morbus Parkinson beträgt 50.000 Fälle im Jahr! In der Bevölkerungsgruppe über 55 Jahren beträgt die Quote 1:100 Personen! Somit ist die Parkinsonerkrankung, deren genaue Ursachen bislang im Dunkeln liegen - deshalb auch idiopathisches Parkinson-Syndrom genannt - eine der häufigsten neurologischen Erkrankungen. Und dies bezieht sich nur auf als eindeutig klassifizierte Parkinsonerkrankungen!

Folgende Symptome treten bei Parkinson auf:

- Rigor (erhöhter Muskeltonus)
- Wackel- und Schütteltremor (Zittern)
- Hypokinese (Bewegungsarmut)
- Bradykinese (Verlangsamung der Bewegungen)
- fehlende Mimik (Maskengesicht)

Die Parkinson-Krankheit wird im Wesentlichen auf die Degeneration spezieller Dopamin enthaltender Nervenzellen (dopaminerger Neuronen) in der Substantia nigra (eine Region im Mittelhirn mit einem hohen Gehalt an Eisen; nigra = schwarz) zurückgeführt. Hieraus folgt, dass zu wenig des Nervenbotenstoffs Dopamin produziert wird. Bis zum Auftreten des vollen Krankheitsbildes benötigt der pathologische Prozess viele Jahre. Nur bei 5 Prozent der Patienten ist die Parkinson-Erkrankung rezessiv oder dominant vererbt.

Bis heute existiert keine an den Ursachen ansetzende heilende Therapie der Parkinson-Krankheit

Inzwischen steht fest, dass es sich nicht um eine reine Dopaminmangelkrankheit handelt, sondern dass das System der

> **Gefährliche Nebenwirkungen**
>
> Das Deutsche Ärzteblatt schreibt im September 2007: »Bis heute existiert keine ursächliche kurative Therapie der Parkinson-Krankheit. [...] Prinzipiell können alle Antiparkinson-Medikamente unter hoher Dosierung und vor allem im fortgeschrittenen Krankheitsstadium Halluzinationen sowie paranoide Störungen auslösen.«

Nervenbotenstoffe ebenfalls gestört ist. Es handelt sich also um einen komplexen neurodegenerativen Prozess. Therapiemaßnahmen, die sich allein auf die Regeneration der Substantia nigra beziehen, sind sicherlich nicht als optimal zu bezeichnen. Vielmehr sollte eine grundsätzliche Nervenschutztherapie, die auch das restliche Nervensystem positiv beeinflusst, im Fokus der medizinischen Maßnahmen stehen.

Ursache oxidativer Stress

Bei Parkinson spielt offenbar auch die Anreicherung eines durch oxidativen Stress (Umweltgifte) und Mutationen falsch konfigurierten Proteins (Alpha-Synuclein) eine wesentliche Rolle. Normalerweise scheint dieses Protein für die Stabilität und Funktionsfähigkeit der Synapsen zu sorgen. Oxidativer Stress verursacht Konformationsänderungen (Veränderungen der räumlichen Struktur von Eiweißen) und damit einhergehend Funktionsänderungen des Proteins. Normalerweise werden missgefaltete Proteine permanent abgebaut und somit entsorgt. Diese Entsorgung ist bei der Parkinson-Erkrankung gestört. Die Folge ist u. a. die Zerstörung der Zellen im Bereich der Substantia nigra.

Oxidativer Stress verursacht Funktionsänderungen von Proteinen im Gehirn.

Die dopaminergen Zellen der Substantia nigra bauen sich im Laufe des normales Alterungsprozesses zu etwa 5 bis 8 Prozent im Laufe einer Dekade ab. Bei Parkinsonpatienten verläuft die Neuronendegeneration wesentlich schneller. Die Diagnose wird erst getroffen, wenn sich die ersten Krankheitssymptome zeigen. Dann sind jedoch bereits 50 Prozent der dopaminergen Zellen in der Substantia nigra abgestorben – das entspricht einem 80-prozentigen Verlust von Dopamin. Die pathologischen Veränderungen schreiten unaufhaltsam fort und zeigen keine Tendenz zu Remissionen. Die bisherige medikamentöse Therapie verbessert nur die Symptome – die zugrunde liegende Neurodegeneration wird dadurch nicht aufgehalten.

L-Dopa – auch ein Zellmembrangift?

1959 gab es die ersten wirklichen Therapieerfolge durch die Substitution von Dopamin durch den ähnlich gebauten Wirkstoff L-Dopa. Auch heute gehört L-Dopa zu den am häufigsten eingesetzten Medikamenten bei der Parkinsonschen Erkrankung. Während L-Dopa die Symptome über einen gewissen Zeitraum reduzieren kann, darf man jüngere Publikationen nicht unbeachtet lassen, die vor einer erhöhten Produktion freier Radikale durch eine L-Dopa-Therapie warnen. Hierdurch wird der zerstörerische Prozess im Gehirn verstärkt, wodurch es schneller zu einer Verschlimmerung der Symptomatik und somit zu einem beschleunigten Verfall der Patienten beiträgt. Manche Fachleute bezeichnen L-Dopa als mitochondriales Gift – also Zellmembrangift.

L-Dopa erhöht die Produktion von Homocystein, einem Risikofaktor für Demenz.

L-Dopa erhöht auch die Produktion des Gefäßrisikofaktors Homocystein, was zu einer Abnahme der kognitiven Leistungen führt. Homocystein ist nicht nur ein unabhängiger Risikofaktor für Herz-Kreislauf-Erkrankungen, sondern auch für demenzielle Prozesse, wie aktuelle Forschungsergebnisse bestätigen. »Aus Daten der Framingham-Studie können wir schließen, dass Homocystein ein unabhängiger und potenziell reversibler Risikofaktor für Demenz ist, erläuterte Merril F. Elias, Statistiker an der Universität Boston. Ein erhöhter Homocystein-Spiegel steigert das Risiko, an Alzheimer zu erkranken, um 200 Prozent.

Glutathion – der potente körpereigene Hirnschutz

Eines der wichtigsten Gehirn-Antioxidanzien ist ohne Zweifel reduziertes Glutathion. Glutathion hat neben seinen entgiftenden Funktionen auch die Fähigkeit, verbrauchtes und somit aggressiv gewordenes Vitamin C und E aufzufrischen – also zu recyceln. Es ist somit eines der wichtigsten biochemischen Steuersubstanzen, die die lebenswichtigen Redox-Systeme unseres Organismus im Gleichgewicht hält.

Glutathion verbesserte die Symptome bei allen Parkinson-Patienten.

Glutathion wirkt nicht nur im Gehirn, sondern in der Leber und fördert dort Entgiftungsvorgänge. Da bei Parkinson-Patienten eine reduzierte Entgiftungsleistung vermutet wird, wodurch auch die neurologische Verwundbarkeit steigt, wird deutlich, dass Glutathion das ideale Therapeutikum ist, da es gleichzeitig die Leber- und die Hirnentgiftung fördert. Jüngere Untersuchungen zeigen, dass die Glutathionwirkung durchaus mit der von L-Dopa vergleichbar ist.

Verblüffende Erfolge

An der Universität Sassari (Italien) wurde Parkinson-Patienten täglich zweimal Glutathion intravenös über einen Zeitraum von 30 Tagen verabreicht. In den darauf folgenden sechs Monaten wurde die Symptomatik bewertet. Es wurde veröffentlicht, dass sich bei allen Patienten Besserungen zeigten, und zwar eine 42-prozentige Abnahme der körperlichen Beeinträchtigungen. Nach dem Absetzen von Glutathion hielt der therapeutische Effekt noch zwei bis vier Monate an. Die Forscher

Warum nur bleiben Veröffentlichungen wie die der Universität Sassari weitgehend unbeachtet? – Möglicherweise ist auch hier ein Grund, dass Glutathion nicht patentiert und entsprechend vermarktet werden kann.

vermuten, dass Glutathion neben den therapeutischen Effekten wahrscheinlich auch das Fortschreiten der Erkrankung verzögert.

Der amerikanische Neurologe Dr. Perlmutter, der seit 1998 Glutathion bei seinen Patienten einsetzt, berichtet, dass oft schon 15 Minuten nach intravenöser Gabe von Glutathion die Symptome deutlich abklingen. Er empfiehlt die Infusion dreimal wöchentlich – bei schweren Fällen auch täglich. Manche Patienten berichten, dass sie sich schon zwei Stunden nach der Injektion wie ein anderer Mensch fühlten. Dr. Perlmutter beschreibt einen 72-jährigen Mann mit einer rapide fortschreitenden Parkinson-Symptomatik, was schließlich dazu führte, dass er sich im Rollstuhl fortbewegen musste. Durch die Glutathion-Infusion konnte er die L-Dopa-Dosis auf ein Minimum reduzieren und auf den Rollstuhl verzichten.

Weitere Schutzstoffe bei Parkinson-Krankheit

Zusätzlich zur Glutathion-Therapie sollten beim Parkinson-Patienten auch spezielle Vitalstoffe verabreicht werden. Da bei dementen Patienten, die zusätzlich an Parkinson erkrankt waren, niedrige Spiegel an Vitamin C und Lycopin ermittelt worden sind, ist die Gabe von Antioxidanzien (Vitamin C, E) nahe liegend. Daneben sollten Membranschutzfaktoren wie Alpha-Liponsäure, NADH, Coenzym Q10 und Acetyl-L-Carnitin eingesetzt werden. Grundsätzlich ist die Regulation des Verdauungstraktes unter besonderer Berücksichtigung der gesunden Darmflora sowie die Verstärkung der Leberentgiftung durch Phytotherapeutika wie Mariendistel-Extrakt hilfreich.

Alpha-Liponsäure passiert die Blut-Hirn-Schranke und besitzt als starkes Antioxidans entgiftende Wirkungen im Gehirn. Als Chelatbildner kann Alpha-Liponsäure auch Metallbelastungen des Gehirns reduzieren. Es verstärkt die Ausscheidung von Cadmium und Eisen. Dies ist wichtig, da Parkinson-Patienten erhöhte Eisenspiegel im Gehirn aufweisen. Eisen und Wasserstoffperoxid, das beim Dopaminstoffwechsel entsteht, bilden ein toxisches Gemisch mit zerstörerischer Potenz für die Substantia nigra.

1995 wurde berichtet, dass Acetyl-Carnitin im Tierversuch ein durch ein spezielles Gift künstlich ausgelöstes Parkinson-Syndrom komplett verhindern konnte. Acetyl-Carnitin wie auch Coenzym Q10 und NADH (Nicotinsäureamid-Adenin-Dinukleotid) gehören zu den mitochondrialen Schutzstoffen und erhalten bzw. stärken die Energieproduktion in jeder Zelle. Japanische Forscher berichten 1997 außerdem von ungewöhnlich niedrigen Vitamin-D-Spiegeln bei Parkinson-Patienten.

Prof. Birkmayer (Wien) berichtet, dass 80 Prozent der 885 Patienten, die NADH erhielten, eine Besserung zeigten. Da Parkinson-Patienten zudem einen deutlichen Coenzym-Q10-Mangel aufweisen, sollte dieser wichtige Energieschutzstoff bei der Therapie nicht fehlen.

Forscher vom Karolinska Institut in Schweden haben eine interessante Beobachtung gemacht. Bei Mäusen wurden neuronale Stammzellen in der Substantia nigra entdeckt, die offenbar in der Lage sind, täglich 20 neue dopaminerge Neurone zu generieren. Die neu gebildeten Zellen werden korrekt mit anderen Zellen im Mittelhirn verschaltet! Diese Entdeckung sollte uns ermuntern, die noch vorhandenen bzw. neu gebildeten Nervenzellen mit körpereigenen Wirkstoffen vor oxidativer Zerstörung zu schützen. Hierin besteht die Chance, das weitere Wachstum und die Vermehrung neuer Nervenzellen zu unterstützen.

Die Alzheimer-Krankheit – Morbus Alzheimer

Nach Prognosen der Johns Hopkins Bloomberg School of Public Health in Baltimore/Maryland werden in 33 Jahren vermutlich 106 Millionen Menschen weltweit an der Alzheimer-

Krankheit leiden. Davon wiederum dürften etwa 43 Prozent auf eine intensive Pflege angewiesen sein. In Deutschland gibt es zurzeit über 1,1 Millionen Personen mit Demenz, davon etwa 650.000 Alzheimer-Fälle. Und jedes Jahr kommen 200.000 Alzheimer-Patienten hinzu. In den nächsten 20 Jahren soll es 2 Millionen Alzheimer-Patienten in Deutschland geben. In acht bis zehn Jahren werden die volkswirtschaftlichen Kosten bei 50 Milliarden Euro liegen. Die Finanzierung ist heute nur möglich, weil 75 Prozent der Patienten zu Hause betreut werden. Mit dem Geld aus der Pflegeversicherung ist eine Heimbetreuung bei Weitem nicht finanzierbar.

Explosion der Alzheimer-Fallzahlen, doch eine ursächliche Behandlung von Alzheimer ist nicht bekannt.

Noch keine Heilung in Sicht

Eine kausale Behandlung bzw. Heilung der Alzheimerschen Erkrankung ist bislang nicht publiziert. Auch das Urteil über das häufig bei Alzheimer verordnete Präparat aus der Gruppe der Acetylcholinesterase-Hemmer (Donezepil) war vernichtend. Es scheint keine überzeugende Wirkung zu besitzen. Mögliche Ansätze erwartet man vor allem von antientzündlichen Arzneimitteln und Nervenwachstumsfaktoren. Eine jüngere Studie zeigt jedoch, dass Vitamin E offensichtlich den Gedächtnisverlust kaum verzögern kann. Die antioxidative Therapie aus einer Kombination von Vitamin E (Alpha-Tocopherol) mit anderen Tocopherolen und anderen Vitaminen scheint aber Vorteile zu bringen. So zeigt eine Beitrag in einer Ärztezeitung, dass eine hohe Dosierung der Vitamine E (400 I.E.) und C (500 Milligramm) das Alzheimer-Risiko verringerte.

Andere Studien geben Anlass zur Hoffnung, dass prophylaktische Maßnahmen wie die Gabe von Nahrungsergänzungsmitteln greifen. Patienten, die an der Alzheimer-Krankheit leiden, wiesen im Vergleich zu Kontrollen signifikant reduzierte Plasmaspiegel an Vitamin A, B12, C, E und Folsäure auf. Die Autoren von der Columbia Universität in New York und ihre kritischen Rezensenten des *New England Journals of Medicine* empfehlen bei Patienten mit moderater Ausprägung der Alzheimer-Krankheit eine tägliche Medikation von 2000 I.U. Vitamin E oder 10 Milligramm Selegilin für die Dauer von mindestens zwei Jahren. Der Arzneistoff Selegilin hemmt den Dopamin-Abbau im Gehirn.

Antioxidanzien beugen Alzheimer vor

Nach den Ergebnissen einer Langzeitstudie mit Senioren über 65 Jahren von Dr. Martha Morris erkrankten vor allem diejenigen an Demenz vom Alzheimer-Typ, die am wenigsten Niacin zu sich nahmen (im Durchschnitt täglich nur 12,6 Milligramm). Sie trugen ein um 80 Prozent erhöhtes Alzheimer-Risiko gegenüber denjenigen Probanden, die viel Niacin zu sich nahmen (im Durchschnitt 22,4 Milligramm).

Die Fachzeitschrift Neurology berichtet im Jahr 2007 im Zusammenhang von Ernährung und Demenzrisiko, dass der tägliche Konsum von Obst und Gemüse mit einem abnehmenden Demenzrisiko von annähernd 30 Prozent assoziiert ist.

Auch in der angesehenen Zeitschrift *Archives of Neurology* wurde im Januar 2007 bestätigt, dass Personen, die Antioxidanzien einnehmen eine beachtliche Minderung der Entwicklung einer Demenz aufwiesen: Über einen Zeitraum von fünf Jahren wurden 5000 Personen untersucht. Diejenigen, die Vitamin C und Vitamin E regelmäßig eingenommen hatten, zeigten ein um 78 Prozent (!) vermindertes Alzheimer-Risiko. Warum solche Veröffentlichungen nicht in die Schlagzeilen kommen, ist mir rätselhaft.

Nicht nur Vitamine, sondern auch pflanzliche Nährstoffe wie Curcumin, das antientzündliche Wirkungen besitzt, scheinen u. a. auch das Alzheimer Risiko zu reduzieren. Curcumin ist ein Pflanzenstoff in Kurkuma (Gelbwurz), die wiederum in Currygewürz enthalten ist. Das erklärt möglicherweise, warum die Alzheimer-Rate in der älteren Bevölkerung Indiens im Vergleich zu Personen aus westlichen Ländern deutlich niedriger ausfällt. Das Forscherteam um Tze-Pin Ng von der National University in Singapur hat bei Analysen von 1.010 gesunden Menschen zwischen 60 und 93 Jahren festgestellt, dass Personen mit häufigem Curryverzehr bessere Gedächtnisleistung aufwiesen. Das Journal für Orthomolekulare Medizin zitiert in der Ausgabe 4 (2006): »Das Erstaunliche an den Untersuchungen war, dass bereits ein Currygericht in einem Zeitabstand von einem halben Jahr diese positiven Veränderungen bewirkte«, so der Forscher.

Nach amerikanischen Untersuchungen reduziert Curcumin offenbar die Einlagerung von Beta-Amyloid, das den zerstörerischen Prozess der Nervenzellen bei Alzheimer mitverursacht.

Andere Veröffentlichungen beschreiben eine antitumorale und antioxidative Wirkung von Curcumin. In der indischen Medizin wird es bei Entzündungen, Wunden, Geschwüren der Haut, Juckreiz, Bauchbeschwerden und Blähungen eingesetzt. Eine indische Studie aus dem Jahr 2003 zeigt, dass Curcumin offensichtlich die neurotoxische Wirkung von Blei bei Ratten verhindern kann. Außerdem wirkt Curcumin gegen Entzündungen im Nervensystem, wie sie beispielsweise durch die Amyloid-Ablagerungen bei Alzheimer verursacht werden. Der Einsatz von Curcumin scheint daher in der Entgiftungsbehandlung sinnvoll zu sein – mindestens aber bei der begleitenden Ernährungsempfehlung.

Fettsäuren und Alzheimer – Das Gehirn wird ranzig

Zellen altern durch Lipidperoxidation, d. h. durch Zerstörung von Fettstoffen durch Oxidation. »Wir altern nicht, wir werden ranzig.« So formulierte es Frau Dr. Meigel aus Hamburg auf einer dermatologischen Fachtagung. Es ist daher wichtig, das Thema des Fettverzehrs genauer zu betrachten. Dem Genuss ungesättigter Fettsäuren, wie sie in pflanzlichen Ölen vorkommen, werden herzschützende Eigenschaften zugesprochen. Dieser positive Effekt geht allerdings verloren, wenn die Öle länger als eine halbe Stunde auf 185 °C aufgeheizt werden, d. h. wenn sie z. B. zum Frittieren verwendet werden. Dann entsteht toxisches 4-Hydroxy-2,3-nonenal (HNE), das u. a. Arteriosklerose, Parkinson und Alzheimer begünstigen soll, wie Lebensmittelchemiker herausgefunden haben.

Bei regelmäßiger Ernährung mit Ölen, die reich an Omega-3-Fettsäuren sind (z. B. Fischöle, Walnuss-, Leinöl), sank das Demenzrisiko um 60 Prozent. Dagegen erhöhten Omega-6-reiche Öle (z. B. Distel-, Maiskeim-, Sonnenblumenöl) das Demenzrisiko.

Moderne Blutanalysen

Ob Entzündungsprozesse das Krankheitsbild unterhalten oder verstärken und ob ernährungsmedizinische Strategien hilfreich sein könnten, kann u. a. durch eine Fettsäurenanalyse abgeklärt werden. Moderne Blutanalysen erlauben die Untersuchung der entzündungsfördernden und entzündungshemmenden Fette. Auf der Basis solcher Untersuchungen kann möglicherweise ein ernährungsmedizinischer Ansatz hilfreich sein.

Unter den Fettsäuren wird die Arachidonsäure als Zellmembrangift eingestuft. Wenn die Blutanalyse deutlich erhöhte Arachidonsäure-Werte ergibt, sollte darauf hingewirkt werden, dass die Gegenspieler, z. B. Eicosapentaensäuren (EPA) oder Docosahexaensäuren (DHA) vermehrt verzehrt werden.

In diesem Zusammenhang ist eine Meldung der Zeitung *Ärztliche Praxis* mit der Überschrift »Fisch schützt vor Demenz« interessant. Zitiert wird, dass ein Forscherteam von der Universität Bordeaux die Ernährungsgewohnheiten von 1674 über 68-jährigen Menschen erfragt und über sieben Jahre ihre mentale Fitness untersuchte. Dabei zeigte sich, dass die Geisteskräfte umso zuverlässiger erhalten bleiben, je öfter Fisch und Meeresfrüchte auf dem Speiseplan stehen. Wahrscheinlich ist dieser Effekt den Omega-3-Fettsäuren zu verdanken, die beim Wiederaufbau von Nervenzellen beteiligt sein sollen.

Aluminium und Alzheimer

Neben elektromagnetischen Feldern werden auch toxische Metalle (z. B. Aluminium) als Risikofaktoren für die Alzheimer-Krankheit diskutiert. Forscher der Universität Toronto fanden ein um 250 Prozent erhöhtes Risiko bei Personen, die stark aluminiumhaltiges Leitungswasser über einen Zeitraum von zehn oder mehr Jahren getrunken haben. Das Alzheimer-Risiko erhöht sich nur um 70 Prozent bei denen, die Trinkwasser mit niedrigerem Aluminiumgehalt zu sich genommen haben. Wasser, das immerhin von 19 Prozent der Bevölkerung Ontarios getrunken wird. Die Wahrscheinlichkeit, dass die Alzheimer-Krankheit mit Aluminium in Verbindung steht, unterstützt auch eine Publikation in der angesehenen medizinischen Fachzeitschrift ***Lancet.*** Durch die Verabreichung eines Medikamentes, das Aluminium ausscheidet, konnte das Fortschreiten der Demenz bei Alzheimer-Krankheit verlangsamt werden.

Wie andere Metalle kann auch Aluminium Nervenzellen durch eine verstärkte Bildung freier Radikale zerstören. Dieser Zerstörungsprozess kann durch den körpereigenen Wirkstoff Melatonin verhindert werden. Es verhindert die durch Beta-Amyloid induzierte Lipidperoxidation. Melatonin gehört zu den stärksten Nervenschutzsubstanzen. Da es nicht patentiert werden kann, erleidet es das gleiche Schicksal wie viele andere in diesem Buch beschriebene körpereigene Heilsubstanzen. Sie werden von der Mainstream-Medizin weitgehend totgeschwiegen und der Verkauf wird behindert oder sogar ganz gestoppt.

Eine Verbindung aus Magnesium und Apfelsäure (Magnesium-Malat) kann die Aluminiumausscheidung fördern.

Neben der Gabe von Nervenschutzstoffen muss im therapeutischen Gespräch erläutert werden, wie die Aluminiumaufnahme verhindert oder reduziert werden kann. Unser Organismus ist in der Lage, täglich etwa 20 Milligramm Aluminium auszuscheiden, aber mit der Einnahme eines Antazidums (magensäurebindendes Präparat) nehmen wir 200 Milligramm Aluminium auf!

Folgende Aluminiumquellen sind außerdem zu beachten:

- kuhmilchfreier Kaffeeweißer
- Backpulver, Kuchenfertigmischungen
- zahlreiche Fertiggerichte
- einzeln verpackte Käsescheiben
- Schmelzkäse
- klumpfreies Salz

Homocystein erhöht Alzheimer-Risiko

Wie schon erwähnt, ist mittlerweile anerkannt, dass ein erhöhter Homocystein-Spiegel das Alzheimer-Risiko erhöht – sogar um bis zu 200 Prozent. Homocystein ist ein körpereigener Risikofaktor, der auch durch die Einnahme von Medikamenten ansteigen kann: z. B. das bei Parkinson verwendete L-Dopa oder das bei Diabetes häufig verordnete Medikament Metformin, wie eine türkische Studie aus dem Jahr 2007 zeigte. Die Bestimmung von Homocystein im Blut sollte daher routinemäßig erfolgen, auch wenn die meisten gesetzlichen Krankenkassen die Kosten hierfür nicht übernehmen.

Ergänzend zu den B-Vitaminen und Folsäure sollten wie bei der Parkinson-Krankheit die mitochondrialen Schutzsubstanzen Coenzym Q10 und Acetyl-L-Carnitin in der Therapie nicht fehlen.

Die Therapie ist oft relativ einfach: Durch Vitamin B6, B12 und Folsäure kann der Homocysteinwert abgesenkt werden. Falls dies nicht ausreicht, muss überprüft werden, ob Störungen im Folsäurestoffwechsel vorliegen und eine andere Folsäureform verabreicht werden muss, und zwar Tetrahydrofolsäure. Einer aktuellen Mitteilung zufolge ist Tetrahydrofolsäure allerdings (zumindest in einer amerikanischen Spezialrezeptur) zurzeit in Deutschland nicht verkehrsfähig.

Als pflanzliches Arzneimittel wird wie bei allen neurologischen Erkrankungen Ginkgo biloba empfohlen. Dieser Heilpflanze werden neben durchblutungsfördernden auch antioxidative Eigenschaften zugesprochen. Studien belegen, dass die kognitiven Leistungen nicht nur bei Demenz-Patienten durch Ginkgo-Präparate verbessert werden. Es stärkt generell die Hirnleistung von älteren Menschen.

Multiple Sklerose (MS)

Die Erkrankungsrate der Multiplen Sklerose beträgt in den USA 350.000 Fälle im Jahr. In Deutschland erkranken jährlich 100 bis 150 Kinder unter 16 Jahren. Der jüngste Patient war bei Auftreten der Symptome drei Jahre alt, er litt an vorübergehenden Sehstörungen, Sensibilitäts- und Koordinationsstörungen.

Die Behandlungskosten betragen in Deutschland bei derzeit 120.000 Patienten etwa 3,9 Milliarden Euro pro Jahr. Die mittleren Gesamtkosten pro Patient etwa 32.750 Euro. Die Ursache für MS ist noch unbekannt und eine kausale Therapie folglich nicht verfügbar. Die momentan eingesetzten Medikamente sind nur beim schubartig remittierenden Verlauf wirksam.

Aus den aktuellen medizinischen Erkenntnissen folgt meines Erachtens, dass die Therapie bei MS nicht nur entzündungshemmend, sondern auch neuroprotektiv sein, d. h. Nervenschutzstoffe und Antioxidanzien beinhalten muss.

Neuere Erkenntnisse, die in der Fachliteratur im Dezember 2007 diskutiert wurden, deuten darauf hin, dass die Entzündung nur ein Teil der Pathologie bei der Multiplen Sklerose darstellt – auch neurodegenerative Prozesse spielen hierbei eine Rolle. Kernspinaufnahmen belegen, dass aktive Entzündungsherde im Verlaufe der Erkrankung abnehmen, die Behinderung aber zunimmt. Diese Erkenntnisse können in Zukunft neue und vor allem individuell angepasste Behandlungen ermöglichen.

Gefahren für die Leber

Aktuelle Behandlungsstrategien mit Interferon können eine Gefahr für die Leber darstellen. Die kanadische Arzneimittelüberwachung hat aufgrund des Auftretens dreier irreversibler Leberversagen unter der Therapie mit Interferon beta bei Multipler Sklerose neben einer regelmäßigen Kontrolle der Leberfunktionsparameter eine Aufklärung der Patienten im Hinblick auf die Anzeichen einer beginnenden Leberschädigung (z. B. Juckreiz, Erbrechen, Gelbsucht) empfohlen. Darüber hinaus sei Vorsicht geboten bei gleichzeitiger Gabe anderer potenziell leberschädigender Arzneistoffe. Wenn die Leberwerte (GPT) fünffach über den Normwert ansteigen, sollte die Interferon-Dosis reduziert werden.

In der Vergangenheit wurde immer wieder ein Zusammenhang mit Infektionskrankheiten beschrieben wie z. B. Clamydia pneumoniae, Viren und Pilzinfektionen (Candida albicans). In seinem Buch *The Yeast Syndrome* diskutiert Dr. John Trowbridge als mögliche Ursache Autoimmunreaktionen, die oft mit Candida albicans als mögliche Auslöser in Verbindung gebracht werden. Der Neurologe Dr. David Perlmutter hat aus diesem Grund zehn erwachsene MS-Patienten auf spezifische Antikörper gegen Candida albicans als Indikator für eine Candida-Infektion bzw. eine Candida-Belastung untersucht: Sieben von zehn MS-Patienten hatten erhöhte Antikörper bzw. erhöhte Immunkomplexe gegen Candida albicans. Bei positiven Antikörperwerten sollten im Rahmen der weiteren Diagnostik jeweils auch Stuhl- und Verdauungsanalysen durchgeführt werden.

Patienten mit chronisch entzündlichen Darmerkrankungen haben oft ähnliche Läsionen im Gehirn, wie sie bei Multipler Sklerose beobachtet werden.

Die Darm-Hirn-Verbindung

Die heutige Mainstream-Medizin überbetont den psychosomatischen Ansatz, dass Krankheiten allein der Fernwirkung des zentralen Nervensystems zugeordnet werden. Es ist einleuchtend und hinlänglich belegt, dass psychosozialer Stress zu körperlichen Beschwerden führt. Leider wird aber der umgekehrte

Mechanismus – also die somatopsychische Entstehung chronischer Erkrankungen – wenig beachtet.

Die Immunzellen des Darmes sind mit den Gliazellen des Gehirns assoziiert. Während man diese früher eher als schlichte Stützzellen der eigentlichen Nervenzellen (Neuronen) eingestuft hat, weiß man heute von den komplexen neurologischen und immunologischen Steuervorgängen im Zusammenspiel der Gliazellen mit dem Netzwerk der anderen Nervenzellen im Gehirn: Durch den Informationsaustausch zwischen den Immunzellen des Darmes und den Gliazellen wirken sich Störungen der Darmökologie direkt auf die Biochemie des Gehirns aus. Alle Gehirnbotenstoffe, die Neurotransmitter, können im Darm nachgewiesen werden. 95 Prozent des Serotonins werden im Darm produziert. Serotonin wird als Glückshormon bezeichnet und ist u. a. ein wichtiger Botenstoff bei der Steuerung von Emotionen, Hunger, dem Schlaf-Wachrhythmus.

Gehirnpathologie und Abnormitäten im Verdauungstrakt

Patienten mit Multipler Sklerose haben eine gestörte Darmflora.

Perlmutter fand im Jahr 1995 bei den untersuchten neun MS-Patienten eine deutlich erniedrigte Anzahl von Darmbakterien (Laktobazillen-Stämme). Auffällig war, dass die Laktobazillen bei sieben der neun Patienten überhaupt nicht mehr nachweisbar waren, während sie bei den anderen beiden deutlich erniedrigt waren: Kein MS-Patient hatte also eine optimale Laktobazillenflora. Auch der Dysbiose-Index, der von dem Labor als Grad der mikrobiellen Fehlbesiedelung des Darmes angegeben worden ist, war bei allen MS-Patienten stark erhöht. Während der Normal-Index zwischen 0 und 3 angegeben wurde, lagen die MS-Patienten zwischen 6 und 16!

Im selben Jahr erschien auch in der Fachzeitschrift *Lancet* eine Arbeit über die beachtenswerten Verbindungen zwischen

Darm und Gehirn: Kernspinaufnahmen des Gehirns von Patienten, die an der chronisch entzündlichen Darmerkrankung Morbus Crohn bzw. Colitis ulcerosa litten, zeigten Ähnlichkeiten mit den Aufnahmen von MS-Patienten. Die Autoren berichten: »Die Häufigkeit der Läsionen (Schädigungen) in der weißen Gehirnsubstanz bei Patienten mit entzündlichen Darmerkrankungen ist nahezu gleich hoch wie bei Patienten mit multipler Sklerose!« Diese Beobachtungen liefern den überzeugenden Beweis der Verbindung zwischen Abnormalitäten im Verdauungstrakt und der Gehirnpathologie.

Hilft das Antibiotikum Doxycyclin?

In diesem Zusammenhang erscheint mir auch ein Artikel aus der *Ärzte Zeitung* vom 12. Dezember 2007 mit der Überschrift »Hilft Doxycyclin Patienten mit MS?« interessant. Doxycyclin ist eine antibiotische Substanz, die natürlich auch die Mikrobiologie des Darmes verändert. Dass Doxycyclin die Symptome und auch die Schädigungen im Gehirn lindern kann, legt eine Studie an 15 MS-Patienten nahe: »Sie hatten bereits ein halbes Jahr Interferon erhalten und zeigten MS-Symptome sowie neue Hirn-Läsionen. Nach vier Monaten Kombitherapie mit Interferon und Antibiotikum war bei 60 Prozent der Patienten die Zahl der Läsionen um ein Viertel geringer. Doxycyclin könne Enzyme hemmen, die Neurone schädigen.«, heißt es in einer Mitteilung der Archives of Neurology.

Ich persönlich führe den Erfolg der Doxycyclin-Therapie darauf zurück, dass verschiedene pathogene Darmkeime vernichtet worden sind und damit auch die Immunreaktionen im Darm und gleichzeitig im Gehirn abklingen konnten.

Nicht nur aufgrund dieser Beobachtungen sollte man meines Erachtens bei MS-Patienten grundsätzlich auf die Darmflora achten (Stuhlanalyse!). Da verschiedene darmfreundliche Bakterien die Fähigkeit besitzen, Defensine (»biologische« Antibiotika) zu produzieren, wäre ein Therapieversuch mit diesen Bakterienstämmen sicherlich empfehlens-

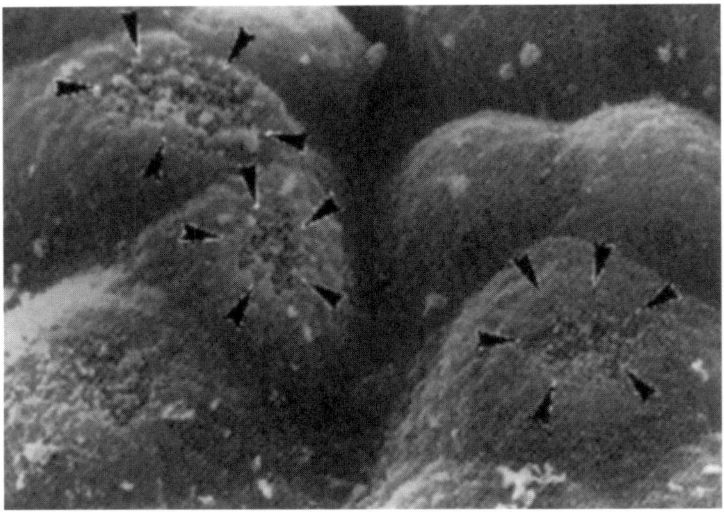

Zerstörte Darmbarriere – erhöhte Darmdurchlässigkeit. Quelle: Genova Diagnostics, USA

wert, bevor man klassische Antibiotika verabreicht. Denn diese können bekanntermaßen zu erheblichen Störungen der Darmflora führen.

Amyotrophe Lateralsklerose (ALS)

Die Neuerkrankungsrate von ALS nimmt alarmierend zu: Ein bis drei Personen von 100.000 erhalten in Deutschland die Diagnose »Amyotrophe Lateralsklerose«. In den meisten Fällen wird ALS zwischen dem 55. und 75. Lebensjahr diagnostiziert. Die Frühsymptome sind unspezifisch – sie können mit Schwäche in einem Arm oder Bein beginnen. Andere Beschwerden umfassen Schwierigkeiten beim Sprechen und Schlucken, emotionale Störungen, Muskelabbau, Muskelzuckungen und Kurzatmigkeit. Viele andere Erkrankungen und Beschwerden können allerdings ALS vortäuschen und müssen ausgeschlossen werden. Dazu gehören z. B. Parkinson-Krankheit, Schlaganfall,

Post-Polio-Syndrom, Hirntumor, Zysten im Rückenmark, Vitamin-B12-Mangel und entzündliche Muskelerkrankungen.

Im späteren Verlauf kommt es bei dieser progressiv degenerativen neurologischen Erkrankung zu heftigen Muskelkrämpfen, unangenehmem Speichelfluss und Atemnot. Patienten mit ALS müssen ihren körperlichen Verfall bei klarem Kopf miterleben. Eine Heilung der Erkrankung ist noch lange nicht in Sicht.

Der oxidative Stress bei ALS scheint durch eine reduzierte Energieproduktion in den Mitochondrien begünstigt zu werden.

Nahezu alle Forschungsteams, die sich weltweit mit ALS beschäftigen, stimmen darin überein, dass bei dem Zelluntergang letztlich den freien Radikalen eine zentrale Rolle zugeordnet wird.

Epidemiologische Studien bestätigen ein erhöhtes ALS-Risiko für Personen, die beruflich verstärkt Kontakt zu Chemikalien, die in der Agrarwirtschaft eingesetzt werden, hatten. Es stellt sich jedoch die Frage, warum nur ein kleiner Teil der belasteten Personen ALS entwickelt. Man vermutet, dass - offenbar genetisch bedingt - eine unzureichende Entgiftungsleistung der Leber hierbei eine wichtige Rolle spielt. Eine Publikation in *Lancet* aus dem Jahr 1988 belegt die These, dass bei ALS-Patienten Störungen der Leberentgiftung nachweisbar waren.

Keine Therapie bei ALS in Sicht?

Obwohl in der medizinischen Fachpresse wirksame Verfahren zum Schutz vor freien Radikalen und auch zur Verstärkung der Energieproduktion in der Zelle bekannt sind, wird den ALS-Patienten gesagt: »Sorry, wir können nichts für Sie tun. Therapien gibt es nicht.«

Momentan ist nur die pharmakologische Behandlung mit Riluzol akzeptiert, obgleich eine wirkliche Besserung hierdurch nicht erzielt werden kann und bei einer Vielzahl von Patienten signifikante Nebenwirkungen auftreten. In einer renommierten Fachzeitschrift heißt es: »Häufig wird gesagt, dass die Wirkungen von Riluzol nur marginal aber die Nebenwirkungen groß seien ...«

Perlmutter erwähnt, dass im Tiermodell die Überlebensrate bei ALS durch die Gabe von Coenzym Q10 deutlich verlängert werden kann. In einem Forschungsbericht der Harvard Medical School wird über das Potenzial von Glutathion zur Behandlung von Amyotropher Lateralsklerose berichtet. Neben niedrigen Glutathionspiegeln lagen bei ALS-Patienten die Vitamin-E-Spiegel im Gehirn um etwa 31 Prozent niedriger als normal.

Verschiedene Forschungsergebnisse weisen auf eine Verbesserung von ALS durch Coenzym Q10, Vitamin E, ungesättigte Fettsäuren, Vitamin D und Kreatin hin.

Vitamin E ist ein fettlösliches Vitamin und kann daher seine antioxidative Kapazität besonders im fettreichen Gewebe wie dem Gehirn entfalten. Aus diesem Grund scheint es verständlich, dass Vitamin E sowohl den Beginn, als auch den Verlauf von ALS bei Mäusen mit einer genetischen Form von ALS verzögert. Eine niederländische Studie aus dem Jahr 2006 sieht Vitamin E und ungesättigte Fettsäuren als Schutzfaktor vor ALS. Befragt wurden 132 ALS-Patienten und 220 Gesunde zu ihrer Ernährung. Die Einnahme dieser Nährstoffe senke das relative Erkrankungsrisiko um etwa 50 bis 60 Prozent. Beide Nahrungsbestandteile wirken synergistisch.

Ein anderes fettfreundliches Vitamin kann ebenfalls als potentes Antioxidans für das Gehirn betrachtet werden: das Vitamin D. Bei Patienten mit Multipler Sklerose, Parkinson und ALS wurde ein Mangel an Vitamin D festgestellt.

Ein Artikel der *Harvard Medical School* aus dem Jahr 1999 berichtet über eine dosisabhängige Verbesserung der Motorik und Lebensverlängerung durch Kreatin. Die Autoren sind der Ansicht, dass eine Behandlung mit Kreatin eine neue therapeutische Strategie darstellen könnte. Die Dosierungen lagen zwischen 5 und 10 Gramm täglich.

Allergien und Nervensystem

Allergien manifestieren sich auf der Grundlage einer schweren neuroimmunologischen Fehlregulation, schreibt Harald Renz im Editorial der Zeitschrift ***Allergologie.*** Er spricht also von einer Fehlregulation, die die beiden wichtigen Informationssysteme, nämlich das Immun- und das Nervensystem, betreffen, an. Diese Tatsache ist vielen meiner Patienten, aber offensichtlich auch den meisten Ärzten nicht geläufig. Allergische Reak-

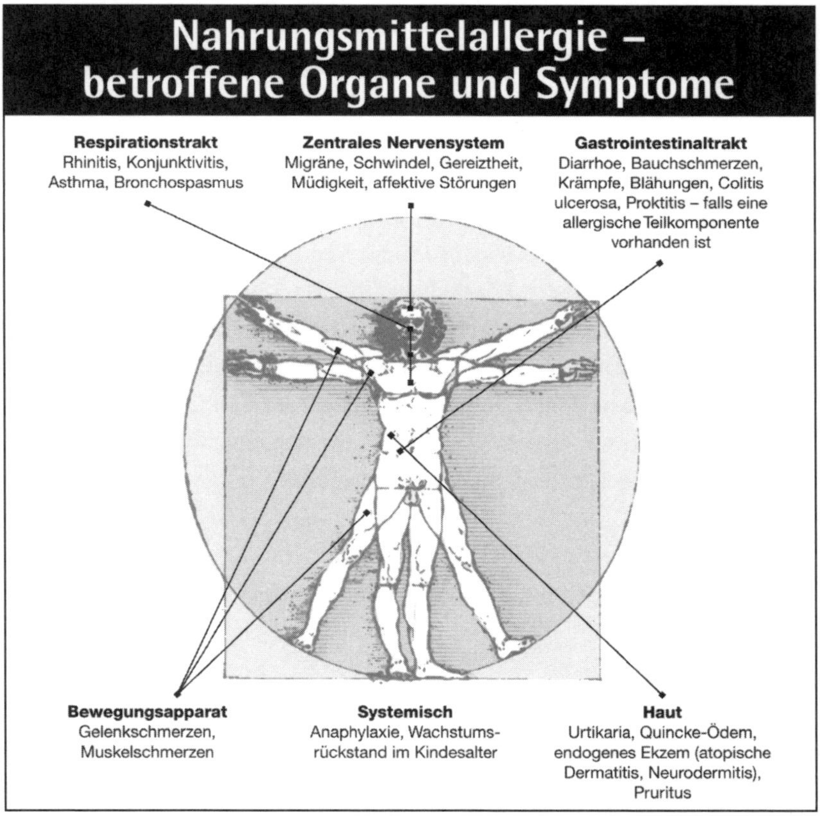

Symptome bei Nahrungsmittelallergien. Zielorgan Nr.1 bei Nahrungsmittelallergien ist die Haut (43%) an zweiter und dritter Stelle folgen die Lunge (23%) und der Verdauungstrakt (21%).

tionen werden oft sehr eindimensional der Haut und den Bronchien zugeordnet. Entzündliche Reaktionen im Bereich der Augen- und Nasenschleimhäute oder ekzematische Reaktionen der Haut sind als klassische Allergien bekannt. Dass grundsätzlich alle Organe als Zielorgan einer Allergie infrage kommen – auch das Gehirn – wird häufig übersehen bzw. nicht in Betracht gezogen.

Gehirn und Nahrungsmittelallergie

Im Darm befinden sich 60 bis 80 Prozent des Immunsystems, und dieses muss sich nicht nur mit Bakterien und Pilzen, sondern auch täglich mit einer großen Menge von Nahrungsproteinen und Fetten auseinandersetzen. Deshalb sollte bei neurologischen Erkrankungen auch an Nahrungsmittelunverträglichkeiten als Auslöser bzw. Verstärker gedacht werden.

1996 wurde in *Lancet* berichtet, dass bei allen unklaren neurologischen Störungen – neben Ataxie wurden auch Depressionen erwähnt – an eine Getreideunverträglichkeit gedacht werden müsse. Weitere Forschungen sollten sich nach Meinung der Autoren mit der möglichen neurotoxischen Wirkung von Gluten- bzw. Gliadin-Antikörpern beschäftigen.

Neurologische Funktionsstörungen durch Getreide

Bei Gluten bzw. Gliadin handelt es sich um Eiweißbausteine im Getreide, gegen die der Organismus immunologisch reagieren kann. Die Glutenunverträglichkeit (Zöliakie) geht mit psychischen bzw. psychosomatischen Symptomen einher. Dies führt nicht selten zu einer Fehleinschätzung der Erkrankung als psychosomatische Erkrankung und kann daher die richtige Diagnosestellung erheblich verzögern. Veröffentlichungen aus dem Jahr 2001 deuten darauf hin, dass Frühformen der

Demenz mit einer Gluten- bzw. Gliadin-Unverträglichkeit assoziiert sein können.

In älteren Untersuchungen fanden britische Wissenschaftler bei 57 Prozent der Patienten mit unklaren neurologischen Störungen erhöhte Immunglobuline des Typs G (IgG) und IgA-Antikörper gegen Gliadin (bei gesunden Kontrollprobanden waren es nur 12 Prozent). Bei 35 Prozent der gliadinantikörperpositiven Patienten konnte durch eine Gewebeprobe aus dem Zwölffinderdarm eine aktive Zöliakie nachgewiesen werden. Doch nur 3,6 Prozent der Patienten mit neurologischen Symptomen hatten zuvor über Darmbeschwerden geklagt. Bei den anderen bestand eine Glutenunverträglichkeit ohne Darm-Symptomatik und ohne die typischen morphologischen Veränderungen. Nährstoffdefizite infolge einer mangelhaften Nährstoffaufnahme waren nicht auslösende Ursache für die neurologischen Störungen.

Geisteskrankheiten und Demenz können durch Nahrungsstoffe, etwa in Getreide ausgelöst oder verstärkt werden.

Erhöhtes Schizophrenie-Risiko?

Eine amerikanische Fallkontrollstudie legt den Schluss nahe, dass Zöliakiepatienten ein erhöhtes Risiko haben, an Schizophrenie zu erkranken. In der Untersuchung wurden 15 Psychosekranke mit 25 gesunden Gleichaltrigen verglichen. Vier der Betroffenen sowie fünf der Mütter und drei Väter von Schizophreniekranken hatten vor der Erstmanifestation der Psychose eine Zöliakie-Behandlung erhalten. Rechnerisch ergab sich daraus für Patienten mit Zöliakie ein dreimal so hohes Schizophrenierisiko. Vermutlich liegt das Erkrankungsrisiko jedoch noch höher, schreiben die Autoren aus Baltimore und Aahaus im British Medical Journal. Denn nur etwa jeder siebte Patient, der die pathognomonischen (krankheitskennzeichnenden) Antikörper, d. h. Gliadin-bzw. Endomysium-Antikörper aufweist, entwickelt klinische Beschwerden.

Achtung: Die Dunkelziffer der Glutenunverträglichkeit ist hoch - auf jeden diagnostizierten Fall kommen sieben unerkannte. Experten halten es für wichtig, jedem Verdacht nachzugehen. Eine Mimikry verschiedener Symptome - d. h. eine Vielzahl von Symptomen, die eine andere Erkrankung vortäuschen - kann sich hinter einer im Magen-Darm-Bereich stummen Glutenunverträglichkeit verbergen: Eisenmangelanämie, kreisrunder Haarausfall (Alopecia areata), Infertilität (Unfruchtbarkeit) und auch die Bläschen bildende Hauterkrankung Dermatitis herpetiformis (Duhring).

Zöliakie als Multisystemerkrankung

Auf dem internationalen Zöliakie-Symposium in Paris im Juni 2002 wurde betont, dass es sich bei der Zöliakie um eine Multisystemerkrankung handelt. 16 Prozent der neurologischen Patienten haben Zöliakie. In einer Studie wurden 45 Kinder im Alter zwischen zwei und zwölf Jahren untersucht. Folgende Symptome waren mit der Zöliakie vergesellschaftet:

- Hyperaktivität mit verminderter Aufmerksamkeit (32 Kinder)
- muskuläre Hypotonie (8 Kinder)
- Krampfanfälle mit generalisierter Epilepsie (5 Kinder).

Die antiepileptische Therapie war übrigens nur nach Einhalten einer glutenfreien Diät erfolgreich.

Marios Hadjivassiliou aus Sheffield berichtete auf dem gleichen Symposium über Untersuchungen an Patienten mit unklaren neurologischen Beschwerden. Über mehr als acht Jahre wurden bei diesen Patienten auch Antigliadin-Antikörper bestimmt. Bei 64 Patienten bestand eine Ataxie - auch bekannt als Gluten-Ataxie - und 35 Patienten klagten über periphere Neuropathien (Missempfindungen). Bei der Ataxie kommt es zu Gleichgewichts- und Koordinationsstörungen.

Eine glutenfreie Diät erwies sich bei diesen Patienten als positiv. Nur bei einem Drittel dieser Patienten bestanden

Beschwerden im Magen-Darm-Trakt. Als pathophysiologische Ursache der glutenbedingten neurologischen Symptome fanden die Forscher eine Kreuzreaktivität der Antigliadin-Antikörper mit den Purkinje-Zellen (Nervenzellen im Kleinhirn). Das bedeutet, dass Getreideeiweiße eine immunologische Ähnlichkeit mit Strukturen im Nervensystem haben. Nicht nur antikörpervermittelte sondern auch zellvermittelte Reaktionen sind bei den neurologischen Erkrankungen beteiligt, fand man anhand der post mortem ausgewerteten Daten.

Zusammengefasst bedeuten diese Beobachtungen, dass das Immunsystem nicht nur Fremdkörper wie Bakterien, sondern auch biologische Strukturen wie Nahrungsmittel und damit assoziierte Zellstrukturen des Nervensystems angreifen kann. Immunologische Reaktionen führen häufig auch zu einer erhöhten Durchlässigkeit des Darmepithels und somit zu einem vermehrten Einstrom von toxischen Substanzen und Nahrungsbestandteilen aus dem Darmlumen in den Blutkreislauf. Die Folge ist eine Aktivierung entzündungsfördernder Abwehrreaktionen. Andere Arbeiten belegen, dass das Klebereiweiß im Getreide bzw. dessen Bestandteil Gliadin sowohl bei Zöliakiepatienten als auch bei Gesunden zu einer Erhöhung der Darmdurchlässigkeit führt.

Das Immunsystem greift nicht nur Fremdstoffe wie Bakterien und Nahrungsmittel an, sondern auch körpereigene Nervenzellen.

Die Einleitung einer glutenfreien Ernährung wird bei nachgewiesener Zöliakie nicht nur hinsichtlich einer Behandlung der neurologischen Störungen als dringlich erachtet, sondern vor allem auch mit Blick auf das Langzeitrisiko für bösartige Veränderungen im Magen-Darm-Trakt bei unbehandelter Glutenunverträglichkeit. Aufgrund der in diesem Kapitel beschriebenen Erkenntnisse sollte grundsätzlich eine neurotoxische Wirkung von Nahrungsmitteln bzw. Nahrungsbestandteilen bei chronischen Erkrankungen – insbesondere bei neurologischen Beschwerden – ursächlich in Betracht gezogen werden. Bei Blutuntersuchungen dürfen also die Gliadin- bzw.

Endomysium-Antikörper nicht fehlen. Es ist jedoch darauf zu achten, dass bei der Bewertung der Antikörperwerte der Gesamt IgA-Wert (Immunglobulin A) im Normbereich liegt. Ein niedriger Gesamt-IgA-Spiegel kann falsch negative Gliadin- bzw. Endomysium-Antikörper vortäuschen und somit zur Fehldiagnose führen.

Obst und Gemüse als Ursache für Depressionen und Vitaminmangel

Wer sich gesund ernähren möchte, beachtet die Empfehlungen der Deutschen Gesellschaft für Ernährung und isst viel frisches Obst und Gemüse - am besten 5 (!) Mal täglich. Nicht berücksichtigt wird bei diesen gut gemeinten Empfehlungen, dass 50 Prozent aller Erwachsenen Probleme mit der Verdauung des Fruchtzuckers haben. Sie können täglich nur etwa 25 Gramm Fruktose (Fruchtzucker) absorbieren. Ein Apfel (200 Gramm) enthält schon 11,5 Gramm Fruktose.

Die durch Fruktose ausgelösten Darmbeschwerden können durch andere Lebensmittel, die auch Fruchtzucker enthalten, verstärkt werden: Honig, Nüsse, Ketchup, Frucht- und Gemüsesäfte. Viele Limonaden enthalten 60 Gramm Fruktose pro Liter!

Das Zuviel an Fruchtzucker wird von den Bakterien im Dickdarm zu kurzkettigen Fettsäuren und Gas verstoffwechselt: zu Kohlendioxid, Wasserstoff und Fäulnisgas (Methan). Die Patienten entwickeln in der Folge neben dem Reizdarmsyndrom mit Schmerzen besonders im Unterbauch Blähungen und Bauchkrämpfe. Durchfälle und Verstopfung können sich abwechseln.

Im Januar 2008 zitiert die Medizinerzeitung *Medical Tribune* eine Publikation aus der Fachzeitschrift ***Aktuelle Dermatologie*** mit der Überschrift: »Reizdarmsymptome durch gesundes Essen. Beim dritten Apfel rebelliert der Bauch.« Es wird berichtet, dass bei Störungen der Fruchtzuckeraufnahme im Darm - bedingt durch einen Mangel des Transportproteins GLUT5 - auch die essenzielle Aminosäure Tryptophan schlechter aufge-

> **Zu viel Fruktose**
>
> Eine seltene Form der Fruchtzuckerunverträglichkeit ist die erbliche Störung des Fruchtzuckerstoffwechsels. Durch einen Enzymdefekt kann Fruktose zwar in die Zelle gelangen – diese aber nicht mehr verlassen. Es kommt zu einer toxischen Überladung der Zellen mit Fruktose. Hierdurch wird auch der Glukosestoffwechsel gestört und der Patient leidet an Unterzuckerung (Hypoglykämie).

nommen wird und in der Folge die Bildung des Gehirnbotenstoffes Serotonin sinkt. Hierdurch kann es zu Depressionen und ständigem Heißhunger auf Süßes kommen. Im Blut sinken die Folsäure- und Zinkwerte. Auch der Vitamin-C-Spiegel sollte überprüft werden.

Eine verminderte Aufnahme von Fruktose im Darm kann durch eine einfache Atemgasanalyse festgestellt werden. Der nüchterne Patient nimmt 25 Gramm Fruchtzucker ein und pustet mehrmals im Abstand von 30 Minuten in spezielle Vakuumröhrchen. Gase, die sich im Darm bilden, wie Wasserstoff und Methan werden über die Lunge abgeatmet und können somit leicht zur Überprüfung einer Frucht- und auch Milchzuckerunverträglichkeit herangezogen werden. Die Teströhrchen können im IFU-Diagnostic Center unter www.ifu.org angefordert werden. Ein vorheriger Arztbesuch ist nicht zwingend erforderlich. Jeder kann die Testsets anfordern und die Proben per Post verschicken.

Säureblocker und Basenpulver fördern Nahrungsmittelallergien

Magensäure ist eine physiologische Hürde für potenziell allergene Nahrungsmittel. Der massenweise Einsatz von säurebindenden Präparaten zur Prophylaxe von Magengeschwüren (z. B.

Salzsäure-Blocker wie Ranitidin, Omeprazol etc.) kann mit ein Grund für die Zunahme der Nahrungsmittelallergien sein. Schon eine geringe Beeinflussung der Magensäure kann die Proteinverdauung erheblich stören, wodurch unverdautes Eiweiß in die unteren Darmabschnitte gelangt.

Forscher ermittelten, dass bereits ein pH-Anstieg von 2,5 auf 2,75 – d. h. eine minimale Veränderung des Säuremilieus im Magen – z. B. die Verdauung von Kabeljauprotein komplett blockiert. Unverdaut hat der Fisch ein mehr als 10.000-fach erhöhtes allergenes Potenzial. Die Studie erfolgte an rund 150 Personen. Keiner der Probanden wies vor der Therapie mit Säurehemmern IgE-Antikörper gegen Haselnuss auf. Drei Monate später jedoch fanden sich bei vier von fünf Studienteilnehmern spezifische IgE-Antikörper. Nach acht Monaten zeigten vier dieser fünf Personen auch im Pricktest positive Reaktionen auf Haselnuss – zwei berichteten über Symptome nach Verzehr der Nüsse oder von Haselnussschokolade.

Nach einer nur dreimonatigen Behandlung gegen Magengeschwür mit Säureblockern bildeten 15 Prozent von 152 Probanden IgE-Antikörper gegen zumindest eines von 19 getesteten Nahrungsmittelallergenen. Auch dies führen die Forscher auf eine gestörte Proteinverdauung zurück.

Vor diesem Hintergrund rate ich meinen Patienten nur zu einer kurzfristigen Therapie mit Säurehemmern – und auch nur, falls diese unbedingt indiziert sein sollte. Kurzfristig bedeutet: nicht länger als vier bis sechs Wochen. Die Warnung richtet sich aber auch an Personen, die die besonders in Naturheilkreisen propagierte »Übersäuerungstherapie« favorisieren – sie wird auch als Säure-Basen-Therapie bezeichnet. Hier wird den Patienten geraten, oft über viele Wochen alkalische Pulver einzunehmen. Unter Berücksichtigung aktueller Forschungsergebnisse kann von einer unreflektierten »Basentherapie« nur abgeraten werden. Auch hier gilt die Devise: »Don't practice yesterday's medicine.«

Nahrungsmittel belasten Blutzellen

Lösliche Nahrungsmittelantigene (Lipoproteine, Glykoproteine, Lipide etc.) sowie andere niedermolekulare Aktivierungsmoleküle gelangen über den Darm in den Blutkreislauf. Dies geschieht insbesondere dann, wenn die Immunabwehr im Bereich der Schleimhäute des Verdauungstraktes und somit die Darmbarriere im Ungleichgewicht ist, d. h. wenn die Durchlässigkeit des Darmes erhöht ist (Leaky-Gut-Syndrom). Im Blut werden derartige lösliche Nahrungsbestandteile von Abwehrzellen, den neutrophilen Granulozyten und Monozyten, »überprüft«. Ein Großteil wird von Fresszellen aufgenommen (phagozytiert) und im Zellinneren durch Lyse (Auflösung) beseitigt. Hierbei kommt es zu Entzündungsreaktionen, die in unterschiedlichen Organen zu Symptomen führen können – auch im Nervensystem.

Bei einer erhöhten Darmdurchlässigkeit (leaky gut) verursachen Nahrungsmittel Entzündungsreaktionen im Blut.

Durch eine Nahrungsmittelunverträglichkeit, die zu einer Aktivierung dieser Mediatoren führt, wird eine systemische Entzündung ausgelöst: Über das Blut gelangen die hochaktiven Substanzen in den ganzen Organismus. Das Entzündungsgeschehen weitet sich nunmehr auf vielerlei betroffene Gewebe aus. Die Gegenreaktion, also der Abbau der Entzündungsmediatoren, kosten den Organismus Energie, die anderen

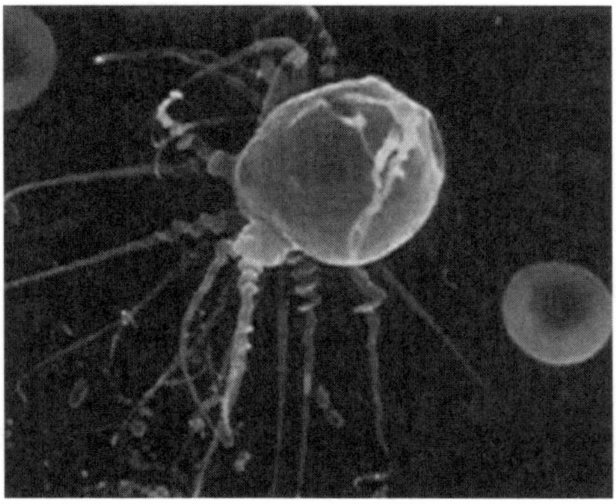

Eine Blut-Abwehrzelle »bekämpft« Bakterien (kleine Einsprengsel zwischen den »Fangarmen«); links oben und rechts unten sind außerdem zwei rote Blutkörperchen zu sehen.

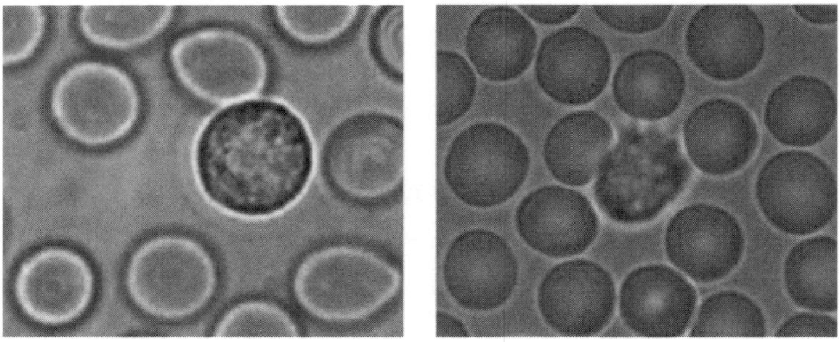

Normaler neutrophiler Granulozyt (links) und aktivierter neutrophiler Granulozyt (rechts)

Geweben entzogen wird. Die Konsequenz sind Abfall körperlicher (sportlicher) Leistung sowie allgemeine Abgespanntheit, rasche Ermüdung. Es tritt das Beschwerdebild des Chronischen Erschöpfungssyndroms (CFS) auf.

Im Blut lassen sich auch sogenannte Geldrollenbildungen (Bildung von Ketten roter Blutkörperchen) beobachten, die zu einer Störung der Mikrozirkulation führen. Die Folge sind Ödembildung und Blutdruckanstieg. Wenn der Entzündungsprozess – bedingt durch alltäglich verzehrte, potenziell gesunde Nahrungsmittel – längere Zeit andauert, kann es durch die Wassereinlagerungen zu einer erheblichen Gewichtszunahme kommen. Es folgenden zahlreiche Symptome: Hautkrankheiten (Ekzeme, Urtikaria), Gelenkschmerzen, Magen- und Darmbeschwerden, Durchfälle, Reizdarmsyndrom, Migräne etc. Auch das Nervensystem wird durch die chronische Entzündung belastet. Erinnern wir uns daran, dass Allergie als schwere neuro-immunologische Fehlregulation angesehen wird.

Die Rotations- und Eliminationsdiät

Wichtig ist in diesem Zusammenhang, dass gerade die Lebensmittel, die täglich bzw. häufig verzehrt werden, die Hauptauslöser der beschriebenen Entzündungsreaktionen sein können.

Man kann sich nun selbst testen, indem man die täglich – vielleicht sogar suchtartig – verzehrten Lebensmittel einige Wochen meidet bzw. im Rahmen einer Vier-Tage-Rotationsdiät zu sich nimmt – d. h. die verdächtigen Nahrungsmittel dürfen nur jeden vierten Tag verzehrt werden. Allein hierdurch kann es zu einer deutlichen Beruhigung der aktivierten Blutzellen und somit zu einer Minderung der Entzündungsreaktion kommen.

Bei 80 Prozent der Neurodermitiker verbesserten sich die Ekzeme unter einer Eliminationsdiät.

Interessant ist, dass die neueste Generation von Medikamenten, die gegen Schmerzen, Rheuma und auch Schuppenflechte eingesetzt werden sollen, in die Gruppe der TNF-alpha-Blocker gehören (TNF = Tumor-Nekrose-Faktor). Bevor Präparate zur Blockierung der Entzündungsmediatoren eingesetzt werden, ist es doch sinnvoll, zunächst intensiv nach der Ursache der vermehrten Bildung der entzündungsfördernden Stoffwechselsubstanzen zu fahnden, um eine ursächliche Therapie – z. B. eine Eliminations- bzw. Rotationsdiät – zu versuchen.

Bei der Eliminationsdiät sollten die im Bluttest stark positiven Nahrungsmittel drei bis sechs Monate nicht verzehrt werden. Danach kann man das Nahrungsmittel wieder in geringen Mengen und nach und nach häufiger dem Ernährungsplan

Wirkungsvolle Eliminationsdiät

Prof. Dr. Thomas Werfel von der Medizinischen Hochschule Hannover berichtet in der Zeitung *Medical Tribune* im Januar 2008, dass sich auch bei Patienten mit schwerer Neurodermitis eine Abklärung von Nahrungsmittelallergien lohne. Die häufigsten Nahrungsmittelallergene seien Hühnerei und Kuhmilch. Bei einer Telefonbefragung berichteten 80 Prozent seiner Patienten, die mit einer Eliminationsdiät (hühnerei- und kuhmilchfrei) behandelt worden waren, das sich die Ekzeme in der Folge verbessert hätten.

zufügen. Bei der Rotationsdiät dürfen nach einer Karenzphase die verdächtigen Nahrungsmittel wieder jeden vierten Tag dem Speiseplan zugeführt werden. Zur Erstellung der individuellen Ernährungspläne ist eine persönliche ernährungsmedizinische Beratung unbedingt zu empfehlen.

Chronische Entzündungen führen zur Insulinresistenz und Fettleibigkeit

Obwohl fettleibige Menschen häufig stolz berichten, sie seien völlig gesund und der Hausarzt habe keinerlei Auffälligkeiten im Blutbild entdeckt, muss ich sie leider enttäuschen: Sie sind schwer krank – denn sie leiden an chronischen Entzündungen. Dabei stellt sich lediglich die Frage, ob die chronische Entzündung zur Fettleibigkeit geführt hat oder umgekehrt.

Fettleibigkeit ist eine schwere Erkrankung! Denn es handelt sich um eine chronische Entzündung, die das Gehirn schädigt.

Chronische Entzündungen sind nicht nur im Hinblick auf neurologische Erkrankungen von Bedeutung, sondern können auch zu Adipositas (Fettleibigkeit) und Diabetes Typ II führen. Es handelt sich hierbei um Stoffwechselstörungen, die als Hauptursachen für Krankheit und Tod verantwortlich sind. Hierbei entstehen massenhaft oxidative Radikale, die u. a. das Nervensystem angreifen und zur diabetischen Polyneuropathie führen.

Diabetes zählt zu den teuersten chronischen Erkrankungen, die unser Gesundheitssystem nachhaltig belasten. Die meisten Typ-II-Diabetiker sterben an koronaren Herzerkrankungen – eine der häufigsten Todesursachen in Deutschland. Es gibt Studien, die den direkten Zusammenhang zwischen Übergewicht und Gehirnschädigungen im Sinne der Alzheimer-Krankheit nahelegen. Da Körperfett viele Umweltgifte speichert, ist dieser Zusammenhang durchaus erklärlich.

Chronische Entzündung als Auslöser für die Stoffwechselentgleisung und Diabetes

1997 hat Prof. K. T. Uysal in *Nature* postuliert, dass der Diabetes Typ II durch eine Insulinresistenz ausgelöst wird – diese wiederum hat ihre Ursache in einer Adipositas, bedingt durch chronische Entzündungen. Das bedeutet, dass nicht die Fettleibigkeit, sondern die chronische Entzündung als Ausgangspunkt für die Stoffwechselentgleisung mit Gewichtszunahme einzustufen ist. Diese Kausalkette hat allerdings noch keinen Eingang in den Diagnose-Alltag gefunden.

Wenn also Nahrungsmittel, die wir täglich zu uns nehmen und sogar als potenziell gesunde Kost betrachten, die Freisetzung von Entzündungsmediatoren wie Tumor-Nekrose-Faktor alpha (TNF-alpha) verursachen, sind diese als krankmachend einzustufen. Der Erfolg von diätetischen Maßnahmen kann

Parameter	Wert	Normotensiv	Hypertensiv	Pat.-Resultat
BMI (Kg/m^2)	unter 26,4	0 Punkte	0 Punkte	
	26,4 - 29,4	6	7	
	29,4 - 33,1	12	14	
	über 33,1	18	21	
Nüchtern-Blutzucker (mg/dl)	unter 99	0 Punkte	0 Punkte	
	99 - 110	22	22	
	110 - 127	34	34	
	über 127	48	48	
Nüchtern-Triglyceride (mmol/l)	unter 114	0 Punkte	0 Punkte	
	114 - 159	3	1	
	159 - 227	6	2	
	über 227	9	3	
Nüchtern-HDL-Cholesterin (mmol/l)	unter 39	27 Punkte	30 Punkte	
	39 - 46	18	20	
	46 - 54	9	10	
	über 54	0	0	

Die IRIS II –Score Tabelle zur Diagnostik der Insulinresistenz.
Quelle: Diabet. Med. 2004 Oct; 21 (10): 1149-53; Autoren: Forst, Standl et al.

durch den – häufig schon relativ kurzfristigen – Rückgang entzündlicher Beschwerden überprüft werden: weniger Schmerzen, Gewichtsabnahme, Abklingen von Juckreiz, Linderung von Magen- und Darmbeschwerden etc.

Ein Rückgang der Entzündung sollte zu einer Verbesserung der Insulinresistenz führen, was man durch einen einfachen Test kontrollieren kann – und zwar mit dem IRIS II Score. Hierbei werden neben dem Body-Mass-Index (BMI) nur wenige Nüchtern-Blutwerte benötigt: Blutzucker, Triglyzeride und HDL. Eine erfolgreiche diätetische Behandlung drückt sich durch einen Punktabfall unter 70 (siehe Abbildung S. 93) aus.

ADHS – Aufmerksamkeitsdefizit-/ Hyperaktivitätssyndrom

ADHS ist die häufigste psychische Erkrankung im Kindes- und Jugendalter. In Deutschland wird mit einer Häufigkeit von 4 bis 6 Prozent gerechnet, das sind 350.000 Kinder/Jugendliche zwischen 6 und 16 Jahren. Die Ursachen von ADHS sind noch nicht endgültig geklärt. Sicher ist eine fehlerhafte Informationsverarbeitung zwischen Frontalhirn und Basalganglien, insbesondere eine vermehrte Zahl von Dopamintransportern in einer speziellen Hirnregion, die den Neurotransmitter-Haushalt (Dopamin, Serotonin) stören, mit dem Ergebnis einer gestörten Impulshemmung, einer geringen Selbstkontrolle und Selbstregulation. Übrigens: Ein Drittel der Diagnosen für die Einweisung zur stationären Therapie lauten »gestörtes Sozialverhalten«. Etwa 20 Prozent der ADHS-kranken Kinder leiden auch an Legasthenie, und sogar 30 Prozent der Legastheniker weisen ein hyperkinetisches Syndrom auf. Psychologische Ansätze zeigen bei der Behandlung des ADHS eher geringe Erfolge. Die umwelt- und ernährungsmedizinische Methode hat die beste Wirkung.

Seit 1994 hat sich der Verbrauch an Psychopharmaka wie Methylphenidat bei Kindern in Deutschland mehr als verzehnfacht. Dabei wissen wir überhaupt nicht, was es überhaupt im Gehirn macht.

Ritalin und zusätzliche Maßnahmen

Es wird geschätzt, dass weltweit etwa 10 Millionen Kinder mit dem Psychopharmakon Methylphenidat (z. B. Ritalin, Concerta etc.) behandelt werden. Seit 1994 hat sich der Verbrauch in Deutschland mehr als verzehnfacht. Allein im Jahr 2000 hat er sich gegenüber dem Vorjahr verdoppelt. Diese Substanzgruppe fällt unter das Betäubungsmittelgesetz. Mehr als ein Drittel der Rezepte wird von Hausärzten, Radiologen, Frauen- und sogar Zahnärzten ausgestellt.

Da diese Störung offensichtlich eine starke biologische Verankerung hat, ist es nicht verwunderlich, dass alle anderen Behandlungsstrategien im Vergleich zur medikamentösen Therapie keinerlei Zusatznutzen bringen. Diese Auffassung vertreten Wissenschaftler im *Journal der American Academy of Child and Adolescent Psychiatry.* Untersucht wurden 103 Kinder mit ADHS im Alter von sieben bis neun Jahren: Ritalin wurde alleine und kombiniert mit einer zusätzlichen umfassenden psychosozialen Behandlung gegeben, die sowohl schulische Förderung, Einüben alltäglicher Fertigkeiten als auch Psychotherapie und Elterntraining umfasste.

Insgesamt ergibt sich die ernüchternde Bilanz, dass zusätzliche Maßnahmen zu dem Medikament Ritalin keinen zusätzlichen Beitrag zum Behandlungserfolg leisten. Dies bezieht sich sowohl auf die Kernsymptomatik der Störung als auch auf die Schulleistungen, die emotionale Befindlichkeit der Kinder, das Sozialverhalten und das Erziehungsverhalten der Eltern. Wenn also die psychologischen Ansätze bei der Behandlung des ADHS eher marginale Erfolge zeigen, sollte man den von vielen Eltern als erheblichen Stress empfundenen Spießrutenlauf zwischen den vielen staatlichen geförderten Psycho-Instanzen (von Ergotherapie über Psychotherapie bis zum Schulpsychologen etc.) endlich beenden oder deutlich verkürzen.

An Orten mit engagierten ADHS-Selbsthilfegruppen kommen die meisten Ritalin-Verordnungen vor.

Sind Ritalinkinder von heute die Parkinson-Patienten von morgen?

Aufgrund des aktuellen Wissenstandes gibt es eigentlich nur zwei Behandlungswege: Die medikamentöse Therapie mit Psychopharmaka (Methylphenidat etc.) oder die ernährungs- und umweltmedizinische Behandlung. Da letztere vielen Eltern und auch Lehrern zu aufwendig erscheint, wird allzu schnell der medikamentöse Weg gewählt, weil hier die Wirkung sofort eintritt. Es gibt Berichte darüber, dass besonders in den Orten mit engagierten Selbsthilfegruppen die meisten Ritalinverordnungen vorkommen. Einem Fernsehbeitrag zufolge, werden Eltern dort auch auf Initiative von Lehrern zu Ärzten geschickt, die Kinder – auch von Kleinkindern war dort die Rede – »auf Ritalin einstellen«.

Für mein Empfinden gibt es hier nichts einzustellen, sondern nur abzustellen – und hierfür gibt es gute Gründe. Ritalin stimuliert die Dopaminfreisetzung d. h. es wird die Region stimuliert, die bei Parkinson gestört ist. Wenn ein Organ oder Gewebe ständig gereizt wird, so geraten die Zellen früher oder später in das Stadium der Erschöpfung (siehe Seite 101ff.).

Was macht Ritalin im Gehirn?

In diesem Zusammenhang sollten Untersuchungen von Dr. Joan Balzer nicht unerwähnt bleiben. Ihr Team hatte aufgrund von Genexpressionsstudien an Ratten festgestellt, dass Ritalin das Potenzial hat, langanhaltende Veränderungen in der Struktur und in der Funktion des Gehirns zu verursachen. »Wir sollten einen genaueren Blick auf Ritalin werfen« warnte Balzer auf einem Fachkongress in San Diego. »Es ist wichtig herauszufinden, was es überhaupt im Gehirn macht?«

Dieser Satz sollte uns Ärzte besonders aufrütteln. Wir verschreiben Medikamente und wissen nicht, wie sie tatsächlich im Gehirn wirken!

Wenn diese stimulierten Regionen in die Phase 3 (Erschöpfung) kommen, wird die Dopaminfreisetzung reduziert. Hierdurch lässt sich die Vermutung äußern, ob nicht die Ritalinkinder von heute die Parkinson-Patienten von morgen sind.

Natürlich versucht man seitens der etablierten Medizin, diese Ängste zu zerstreuen, indem auf fehlende Studien hingewiesen wird. Außerdem sei die Ritalinwirkung nur kurzfristig – Langzeitwirkungen bzw. -schäden seien nicht bekannt.

Im Laufe meiner über 20-jährigen ärztlichen Tätigkeit mit hochsensiblen Patienten konnte ich oft beobachten, dass der Hirnstoffwechsel der Kinder bzw. Erwachsenen durch zahlreiche Umweltfaktoren wie Chemikalien, Nahrungsmittel, Zusatzstoffe etc. erheblich gestört werden kann. Vielfältige Symptome konnten wir durch Provokationstests bei unseren Patienten auslösen: Hyperaktivität, Konzentrationsstörungen, Störungen der Feinmotorik, epileptische Anfälle, Aggressionsausbrüche, Migräne etc. Aufgrund dieser Erfahrungen halte ich es für sinnvoll, dem Einsatz von psychoaktiven Medikamenten, eine umweltmedizinische Diagnostik als Basis für eine individuelle Behandlung vorzuschalten.

Bei der umweltmedizinischen Diagnostik im Zusammenhang mit ADHS sollten Nahrungsmittelallergien abgeklärt werden, Stuhl- und Verdauungsanalysen sowie Stoffwechseluntersuchungen mit Nährstoffbedarfsanalyse durchgeführt werden.

Zusatzstoffe in Lebensmitteln können zu Verhaltenstörungen führen

Jüngere Studien zeigen, dass sogar Kinder, die keinerlei klassische Allergien haben, auf künstliche Zusatzstoffe reagieren – auch mit Verhaltensstörungen. In meiner Praxis haben wir Kinder vor der Kamera einem Esstest mit synthetisch gefärbten Brausestäbchen und Schokolade unterzogen. Die ziemlich rasch aufgetretenen Hyperaktivitätssymptome mit Aggressivität und Störungen der Feinmotorik wurden von dem Filmteam eines großen deutschen Senders aufgezeichnet. In dem Fernsehbeitrag wurde gezeigt, dass die stärksten Reaktionen bei dem Geschmacksverstärker Glutamat (E 620 bis E 625) auftraten, dem bedeutendsten erregenden Neurotransmitter des zentralen Nervensystems.

Dass Glutamat nicht nur den Hirnstoffwechsel beeinträchtigt, sondern im Tierversuch auch Augen- und Nervenschäden nachgewiesen worden sind, wurde vor einiger Zeit in der medizinischen Presse berichtet. Auch eine aktuelle Untersuchung an eineiigen Zwillingen weist auf die elementare Bedeutung der Ernährung im Hinblick auf Intelligenz und Verhalten hin. Die beiden fünfjährigen Jungen erhielten bei der Untersuchung des Kinderpsychologen Jim Stevenson von der Universität Southampton die (vermeintlich) gleiche Nahrung. Bei dem einen Kind wurde jedoch auf Süßigkeiten, Geschmacksverstärker und künstliche Farbstoffe verzichtet. Die Folgen bemerkte nicht nur die Mutter. Das Kind war wesentlich ausgeglichener, und bei Intelligenztests schnitt es um 15 Prozent besser ab. Bei anderen Studien an Zwillingen wurde der Effekt einer zusätzlichen Gabe von Vitaminen untersucht, wobei ähnlich positive Resultate beobachtet worden sind.

Bei der Allergiediagnostik sollte man sich nicht auf die klassischen Allergietests verlassen. Denn auch wenn diese unauffällig sind, kann das Kind durchaus starke Unverträglichkeiten auf Nahrungsmittel haben.

Aber auch Milch, Nüsse und andere als gesund geltende Nahrungsmittel können das Verhalten von Kindern erheblich beeinträchtigen. Aus unseren Erfahrungen lässt sich ableiten, dass es »gesunde Kost« eigentlich nicht gibt! Es kommt immer darauf an, was der Organismus aus dem »Fremdstoff Nahrung« macht.

Wenn die Angaben der Eltern auf Unverträglichkeiten hinweisen, müssen wir dies ernst nehmen und fragen, ob vielleicht die zurzeit verfügbaren Untersuchungsmethoden nicht ausreichen, um diesen Sachverhalt aufzudecken. Grundsätzlich muss mit modernen Analysen abgeklärt werden, ob nicht doch Unverträglichkeitsreaktionen vorliegen, die möglicherweise eher Entzündungsreaktionen mit verstärktem oxidativen Stress zuzuordnen sind und nicht den klassischen Allergien.

Nussallergie als Ursache unklarer kindlicher Aggressivität

Dass nicht nur Pseudoallergien oder unspezifische Unverträglichkeitsreaktionen, sondern klassische IgE-vermittelte Allergien zu Verhaltensänderungen führen, macht der Bericht über einen vierjährigen Jungen in der Zeitschrift ***Allergologie*** deutlich. »Der Verdacht war vage: Der vierjährige Bub sei manchmal unvermittelt aggressiv, eigenartigerweise vor allem nach dem Genuss von Haselnüssen.

Im IgE-Antikörper-Test war eine Sensibilisierung gegen Haselnüsse nachweisbar. Der orale Provokationstest bestätigte den Verdacht: Etwa vier Stunden nach dem Genuss zweier Nüsse ist der Knabe kaum zu bändigen, er rennt aus dem Zimmer und beißt die Stationsschwester in den Hintern, eine ihm unbekannte Person. Zwei Stunden später ist der Spuk vorbei. Ohne Haselnüsse war er friedlich. Niemand würde den Jungen als hyperkinetisch bezeichnen.«

Nahrungsmittel und Nahrungs-Inhaltsstoffe, die eine Hyperaktivität auslösen können

Nahrungsmittel/Inhaltsstoff	Patienten	%
Farb- u. Konservierungsstoffe	34 (27)	79
Kuhmilch	55 (35)	64
Schokolade	34 (20)	59
Trauben	18 (9)	50
Weizen	53 (28)	49
Zitrusfrüchte	49 (22)	45
Käse	15 (6)	40
Ei	50 (20)	39
Erdnüsse	19 (6)	32

Quelle: nach Egger (s. auch Klinische Ökologie, Hippokrates Verlag, K.-D-Runow, 61)

Interessant ist in diesem Zusammenhang auch eine weitere Veröffentlichung in der Zeitschrift *Allergologie* über die Ergebnisse einer Elternbefragung bezüglich ihrer Erfahrungen mit einer Ernährungsumstellung: »Eine Eliminationsdiät wurde bei 148 Probanden (93 Prozent der Verhaltensauffälligen) angewendet, bei 94 Prozent davon nach Angabe der Eltern erfolgreich. Die Eltern bezeichneten die Diät mindestens ebenso oft als wirksam wie Methylphenidat (Ritalin) oder die psychologischen Therapien (z. B. Psychomotorik-, Psychotherapie, Logopädie-, Legasthenietherapie etc.).«

Eltern bezeichnen die Diät mindestens ebenso oft als wirksam wie das Psychopharmakon Methylphenidat (z. B. Ritalin).

An anderer Stelle findet man jedoch die meines Erachtens befremdliche Bemerkung: »Der nach elterlicher Meinung spürbare Erfolg einer Eliminationsdiät (...) steht im Kontrast zu der unbewiesenen nahrungsmittelinduzierten Genese der Verhaltensauffälligkeiten.«

Welche Beweise sind noch nötig, um die Zusammenhänge zwischen dem Umweltfaktor Nahrung und neurologischen Reaktionen zu belegen. Offenbar scheinen diese Erkenntnisse nicht in eine von der Psychosomatik geprägte Hochschulmedizin zu passen. Bis zum Paradigmenwechsel werden wohl noch einige Jahre vergehen, in denen noch viele Patienten pharmakologischen und psychiatrischen Therapien »zugeführt« werden.

Unverträglichkeiten bei neurologischen Störungen untersuchen!

Eigentlich ist schon lange bei Wissenschaftlern bekannt, dass Nahrungsmittel und Zusatzstoffe das Verhalten von Kindern und Erwachsenen beeinflussen können. In der medizinischen Fachzeitschrift *Lancet* wurde 1996 über Zusammenhänge von Getreideallergien/-unverträglichkeiten und neurologischen Erkrankungen berichtet. Bei allen unklaren neurologischen Störungen sollte eine Glutenunverträglichkeit bzw. Getreideallergie ausgeschlossen werden.

Maskierte Allergie – das spezifische Anpassungssyndrom

Eine pathologische Reaktion auf Nahrungsmittel und Chemikalien beginnt nach Prof. Dr. Theron Randolph, USA, mit einer Stimulation (Abbildung unten), wobei der Grad der Erregung unterschiedlich stark sein kann. Dieses Stadium ist charakterisiert durch einen Anstieg psychischer Aktivität (von leichtem Zittern bis zur Manie). Im Anschluss daran durchläuft der Patient verschiedene Entzugsstadien, während derer die Funktion des Nervensystems gedämpft wird und der Grad der Erregung absinkt. Die Entzugsstadien sind gekennzeichnet durch Depression, Schläfrigkeit und Erschöpfung. Oft folgen diesen psychischen Symptomen körperliche. Treten örtliche Allergien wie Ekzeme, laufende Nase, Asthma oder andere körperliche Symptome auf, z. B. Kopf-, Muskel- und Gelenkschmerzen, sind sie weniger intensiv als die psychischen Reaktionen.

Im Stadium 2 hat man sich an das Allergen gewöhnt und fühlt sich nach dem Genuss zunächst wohl. Abstinenz führt

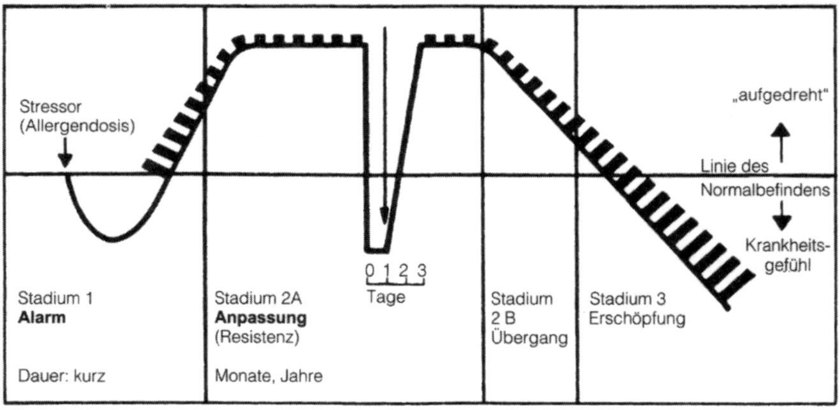

Die drei Stadien des spezifischen Anpassungssyndroms: Alarmstadium, Anpassungs- und Erschöpfungsstadium
Quelle: Klinische Ökologie, K.-D. Runow, Hippokrates Verlag, 1994, S. 30

zum »Kater«, der durch eine erneute Dosis wieder vertrieben werden kann. Dieses Stadium der Anpassung kann unterschiedlich lang dauern, bei glücklichen Individuen mit großer Resistenz und eiserner Konstitution unter Umständen lebenslang! Es hat sich in dieser Zeit eine maskierte Allergie entwickelt. Der Patient sieht keinen Zusammenhang zwischen dem Nahrungs- und Genussmittel und seiner Krankheit, weil es ihm nach dem Genuss besser geht. Durch die zunehmende Zahl und Aggressivität heutiger Stressoren wie Infektionen, große seelische oder körperliche Belastung, schleichende Vergiftung durch unsere chemische Umwelt wird die Resistenz insgesamt herabgesetzt. Die gesunden Naturen mit angeborenem intaktem Abwehrsystem werden immer rarer.

Schließlich ist das Stadium 3, die Erschöpfung, erreicht und jede Dosis des Allergens löst unangenehme Symptome aus (Herzklopfen, Übelkeit, Depressionen usw.). Diesen Zeitpunkt betrachten Arzt und Patient in der Regel als Beginn einer

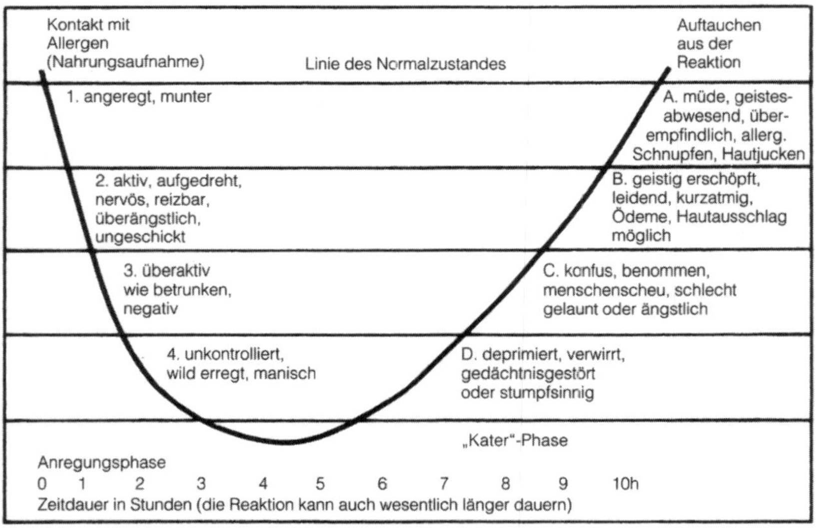

Phasen der Einzelreaktion beim spezifischen Anpassungssyndrom
Quelle: Klinische Ökologie, K.-D. Runow, Hippokrates Verlag, 1994, S. 31

Erkrankung, während er in Wirklichkeit das Endstadium eines längeren Prozesses ist.

Die Abbildung links zeigt die Phasen einer Einzelreaktion und ihre psychophysischen Symptome. In leichten Fällen, zu Beginn des Anpassungsprozesses, verläuft die Kurve von der Anregung zum »Kater« von 1 nach A (leichte Symptomatik). Mit zunehmender Überempfindlichkeit (also abnehmender Resistenz) taucht die Kurve tiefer: 2 B, 3 C und 4 D. Die starke 4-D-Reaktion ist übrigens das Erscheinungsbild der manisch-depressiven Symptomatik.

Verdauung und Verhalten

Beeinträchtigungen der Verdauungsleistungen und der Mikroökologie des Darmes können zu Schwankungen von Neurotransmitterspiegeln führen (z. B. Serotonin und Histamin). Stuhl- und Verdauungstests analysieren u. a. eine erhöhte Darmdurchlässigkeit (Permeabilität) durch Allergien, bakterielle Fehlbesiedelungen und Pilzerkrankungen bzw. eine reduzierte Nährstoffaufnahme (Malabsorption). Durch den vermehrten Einstrom von Nahrungsbausteinen, bakteriellen Stoffwechsel- und Gärprodukten kommt es zu einer Aktivierung immunologischer Vorgänge, die zu Entzündungen führen können.

Eine differenzierte Stuhl- und Verdauungsanalyse ist bei allen Patienten mit Verhaltensstörungen in meiner Praxis obligatorisch.

Störungen im Verdauungstrakt, dessen Innenfläche immerhin die Oberfläche von fast zwei Handballfeldern hat, führen daher zu einer Vielzahl von Beschwerden auch an anderen Zielorganen: Hautkrankheiten (Ekzeme, Juckreiz), Gelenkschmerzen, Kopfschmerzen, Müdigkeit, Asthma und Erschöpfungssymptome – also Beschwerden, deren Ursache oft nicht im Verdauungstrakt vermutet wird.

Wenn es gelingt, die Darmökologie positiv zu beeinflussen, bedeutet dies auch eine Reduzierung der Belastung der Leber durch toxische Stoffwechselprodukte, die von krankmachenden Bakterien und Pilzen freigesetzt werden. Der Leberstoffwechsel kann darüber hinaus mit körpereigenen Schutzsubstanzen wie Glycin, Alpha-Liponsäure und Glutathion unterstützt werden (siehe »Das ABC der Basiswirkstoffe zur Behandlung neurologischer Erkrankungen«, Seite 136ff.).

Das ADHS-Kind als biochemische Individualität

Nach einer ausführlichen umweltmedizinischen Anamnese müssen bei Kindern mit ADHS und Autismus oft weiter gehende Stoffwechseluntersuchungen veranlasst werden. Hierzu gehören die Bestimmung von Schwermetallen (z. B. Haar-, Urin- oder Blutanalyse) sowie die Abklärung eines erhöhten Bedarfs an Vitaminen, Mineralstoffen, Aminosäuren und Fettsäuren. Außerdem kann die Gabe von Antioxidanzien und anderen körpereigenen Vitalstoffen (orthomolekulare Substanzen) sinnvoll sein: dazu gehören z. B. der Vitamin-B-Komplex, Coenzym-Q-10 und NADH.

Reduktion von oxidativem Stress

Die Gabe von neuroprotektiven Substanzen wie Magnesium, Glyzin, Carnitin und Glutathion können den oxidativen Stress im Gehirn reduzieren. Auf der Basis einer Aminosäureanalyse kann ein zusätzlicher Bedarf an bestimmten Aminosäuren ermittelt werden. Methylgruppendonatoren wie Betain und Methionin können bei manchen autistischen Kindern eine deutliche Symptomverbesserung bewirken.

Wie die Gesellschaft für Ernährungsmedizin berichtet, haben hyperaktive, impulsive oder ängstliche Kinder oft niedrige Spiegel an Omega-3-Fettsäuren, die im Körper in Neurotransmitter umgewandelt werden. Auch Leseschwäche, Beeinträchtigung der motorischen Koordination und autistische Auffälligkeiten ließen sich auf einen gestörten Metabolismus der essenziellen Fettsäuren zurückführen.

Zurzeit laufen mehrere Untersuchungen mit Fettsäuren an Patienten aus dem ADHS und autistischen Spektrum. Die erste wissenschaftliche Veröffentlichung über die Durham-Studie ist im Mai 2005 in der renommierten amerikanischen Fachzeitung *Pediatrics* erschienen. Die klinische Doppelblind-Studie bestätigte die Wirkung eines natürlichen an der Omega-3-Fettsäure Eicosapentaensäure (EPA) reichen Nahrungsergänzungsmittels bei Problemen wie ADHS. Das in dieser Studie verwendete Ölpräparat (eine spezielle Mischung aus Fischöl und Nachtkerzenöl) zeichnet sich vor allem durch das besondere Verhältnis der Omega-3-Fettsäuren EPA:DHA (Docosahexaensäure) aus.

Omega-3- und Omega-6-Fettsäuren sind bioaktive Substanzen, die als hormonähnliche Bausteine in Entzündungsprozesse eingreifen, welche auch bei neurologischen Erkrankungen ursächlich beteiligt sein können.

Vorgehensweise bei ADHS

Auf der Basis heutiger Erkenntnisse kann einer medikamentösen Therapie mit psychoaktiven Substanzen wie z. B. Methylphenidat nur zugestimmt werden, wenn ernährungs- und umweltmedizinische Maßnahmen nicht den gewünschten Erfolg bringen. Ergänzend zum Ausschluss von Allergien und Pseudoallergien gegen Nahrungsmittel und Zusatzstoffe sollten Stuhl- und Verdauungsanalysen als Basis für eine individuelle Beratung herangezogen werden.

Darüber hinaus empfehle ich grundsätzlich die Stoffwechselanalysen (z. B. ORGANIX- bzw. ONE-Urin-Tests) zur Abklärung eines erhöhten Bedarfs an neuroprotektiven und antioxidativen Nährstoffen (Vitamine, Mineralien, Aminosäuren). Zur Abklärung der Versorgung mit Omega-3-Fettsäuren wie EPA und DHA eignen sich Blutanalysen.

Nervenschutz durch körpereigene Wirkstoffe (Hormone)

Natürliche Wirkstoffe – nicht patentierbar

Nur patentierbare Wirkstoffe versprechen wirtschaftlichen Erfolg für den entsprechenden Hersteller.

Es ist auffällig, dass zahlreiche hervorragende natürliche Wirkstoffe in der Medizin wenig Berücksichtigung finden. Manche Mediziner gehen davon aus, dass ein Hauptgrund hierfür die Nicht-Patentierbarkeit ist. Finanzielle Mittel für entsprechende Studien werden natürlich bevorzugt für die chemisch veränderten – also patentierbaren – Stoffe bereitgestellt. Mit den folgenden Ausführungen über körpereigene Wirkstoffe wie Progesteron möchte ich Sie ermuntern, zukünftig intensiver auf diejenigen Substanzen zu achten, die nicht patentierbar sind.

Progesteron im Gehirn

Wie andere fettlösliche Substanzen kommt Progesteron in Gehirnzellen vor. Überraschend ist, dass die Konzentration in den Gehirnzellen 20-mal höher als im Blutserum ist. Man kann sich gut vorstellen, dass es hierfür einen Grund geben muss. Progesteron scheint auch eine entscheidende Rolle bei der Gehirnentwicklung zu spielen. Während der Schwangerschaft steigt die Progesteronproduktion in der Plazenta von täglich 20 Milligramm bis auf 350 Milligramm im letzten Trimester.

Progesteron unterstützt den mütterlichen Fettstoffwechsel und hält den Blutzuckerspiegel stabil, was das Wachstum des Fetus und speziell des Gehirns unterstützt. Das Gehirn benötigt etwa dreimal mehr Energie als andere Gewebe. Es ist auch im Verhältnis zum Körper deutlich größer als beim Erwachsenen.

Der Energiebedarf des Gehirns ist bei Neugeborenen entsprechend hoch.

Dr. Ray Peat berichtet in seinem Buch ***Progesteron in Orthomolecular Medicine*** (1993), Forscher hätten beobachtet, dass Progesteron-Babys starke Charaktere haben. Es ist wahrscheinlich, dass zusätzlich zum verbesserten zellulären Energiestatus und einem stabilen Zuckerspiegel Progesteron einen besonders günstigen – aber bislang nicht aufgeklärten – Effekt auf die Zellreifung haben dürfte.

Dr. Katherina Dalton hat beobachtet, dass Kinder von Müttern, die mit natürlichem Progesteron behandelt worden waren, eine deutlich höhere Intelligenz zeigten. Dies zitiert Dr. John Lee in seinem Buch *What your Doctor may not tell you about Menopause.*

Progesteron ist nicht Gestagen!

Am Beispiel der Hormontherapie kann man sehen, wie langsam Paradigmenwechsel in der Medizin ablaufen. Erst, wenn der Druck sehr groß wird und Gefahren einer etablierten Arzneitherapie mehr als deutlich werden, lenken die entscheidenden Meinungsbildner – wie Hochschulprofessoren – um. Wie Dr. John R. Lee, der sein Leben lang gegen das medizinische Hormon-Establishment und deren Einsatz konjugierter Hormone argumentiert hat, verordne ich in meiner Praxis nur natürliche Hormone und lege Wert auf eine Überprüfung des Progesteronspiegels, denn oft sind die Progesteronwerte in den Wechseljahren zu niedrig. Natürliches Progesteron kann individuell dosiert als Rezeptur verordnet werden. Zur besseren Resorption können mikronisierte Präparate gewählt werden. Mittlerweile gerät die klassische Hormon-Ersatz-Therapie, die heute Hormon-Therapie heißt, auch von offiziellen Stellen immer mehr unter Beschuss.

Ohne auf die Einzelheiten der Therapie einzugehen, möchte ich zunächst klarstellen, dass Progesteron eine fest definierte Substanz ist. Hinter dem Begriff der Gestagene, wie sie von Gynäkologen verordnet werden, verbirgt sich eine Vielzahl unterschiedlicher, chemisch veränderter Progesteronmoleküle.

Sie werden auch als Progestine bezeichnet. Ich rate meinen Patientinnen immer, ihren Frauenarzt zu fragen, ob in dem von ihm verordneten Hormon-Präparat tatsächlich Progesteron enthalten ist. Er wird bestimmt mit Ja antworten – ein wirklicher Erfolg der Brain-Washing-Methoden der Pharma-Industrie gestützt von zahlreichen Hochschullehrern. Der von solchen Lehrern ausgebildete Frauenarzt glaubt wirklich, seinen Patientinnen etwas Gutes zu tun, und die kleinen chemischen Unterschiede am Molekül sieht er als nicht so dramatisch an.

Körpereigene Wirkstoffe belasten nicht zusätzlich

Künstliche Moleküle stellen eine besondere Belastung für das Enzymsystem in der Leber dar. In der Nerven- und Leberschutztherapie werden daher vorrangig Präparate eingesetzt, die die Entgiftungswege nicht zusätzlich belasten. Man verwendet Substanzen, die die Biochemie des Körpers kennt und daher leicht verarbeiten kann. Körpereigene Wirkstoffe – wie Hormone – stellen Signalstoffe dar. Nachdem das Signal an die Gene weitergegeben ist, müssen die Signalsubstanzen abgebaut werden.

Die Biotransformation und Elimination endogener Moleküle wie Östrogene erfolgt über die gleichen Entgiftungswege, über die auch Umweltgifte und Medikamente abgebaut werden.

Die Informationsflut der Umweltgifte führt zu hormonellem Rauschen in den Genen.

Wenn hierbei Fehler auftreten oder Umweltgifte selbst Hormonwirkungen haben, wird deutlich, was diese falsche Informationsflut in unseren Genen bewirkt. Dr. Jeffrey Bland sprach in diesem Zusammenhang auf dem 8. Internationalen Symposium für Functional Medicine in Vancouver, British Columbia, 2001, von »Hormonellem Rauschen« in unserer Umwelt«, das zu einer vermehrten Störung der Zellbiologie führen wird. Unter diesem Aspekt wird der Stellenwert der Entgiftung deutlich. Entgiftungsmaßnahmen führen zu Minderung des »Hormon- und Gift-Rauschens«.

Obwohl eine individuelle Nervenschutz- und Entgiftungsbehandlung sich an den aktuellen Untersuchungsergebnissen aus dem Bereich der Functional Medicine orientieren muss, soll im Folgenden der therapeutische Stellenwert vom orthomolekularen Wirkstoffen erläutert werden. Ich bin der Ansicht, dass man mit Vitaminen, Mineralstoffen, Amino- und Fettsäuren gute therapeutische Resultate erzielen kann, um somit den Einsatz von Arzneimitteln, also künstlichen Molekülen, reduzieren zu können bzw. überflüssig zu machen.

Dass synthetisch abgeänderte Moleküle erhebliche Nebenwirkungen entwickeln können, kann man an der bis heute andauernden Diskussion über die Gefahren der Hormon-Therapie ableiten.

Nebenwirkungen von Gestagen-Präparaten

Die Liste der Nebenwirkungen bei Gestagen-Präparaten, die fälschlicherweise den Patienten als Progesteron verkauft werden, ist lang. Sie sind noch länger, wenn in Kombinationspräparaten chemisch veränderte (konjugierte) Östrogene hinzukommen. Auch bei der Anti-Baby-Pille handelt es sich um eine Mischung künstlicher Hormone. Die Internationale Krebsforschungsagentur IARC, die zur WHO gehört, hat eine Studie vorgelegt, nach der die Anti-Baby-Pille das Risiko einiger Krebsarten erhöht. Demnach wird durch die regelmäßige Einnahme der konjugierten Hormonpräparate die Entstehung von Brustkrebs, Gebärmutterhalskrebs und Leberkrebs begünstigt. Nach Angaben der IARC nehmen weltweit mehr als 100 Millionen Frauen die Anti-Baby-Pille. Für die vorgelegte Studie analysierten die Wissenschaftler mehr als 60 Forschungsarbeiten zum Thema.

Fragwürdige Anti-Aging-Behandlungen

In diesem Zusammenhang muss man auch die unsäglichen Anti-Aging-Behandlungen, die oft nur in einer ausgiebigen

Natürliches Progesteron

Wenn bei natürlichem Progesteron keine gravierende Nebenwirkungen bekannt sind, warum wird nicht grundsätzlich das natürliche Progesteron verordnet? Könnte es sein, dass ein Grund dafür ist, dass es nicht patentiert werden kann und deshalb für die Industrie nicht interessant ist, teure Studien zu finanzieren? Ich möchte mich der Auffassung eines ärztlichen Kollegen anschließen, der im *Deutschen Ärzteblatt* schrieb: »Es sollte bei jeder Patientin der Hormonstatus bestimmt werden, mit Vergleich mit dem altersentsprechenden Normwert. Sofern Defizite resultieren, sollte man mit natürlichen Hormonen substituieren. ... Niemand käme zum Beispiel in der Schilddrüsentherapie auf die Idee, anstelle von L-Thyroxin künstliche Derivate zu geben, nur in der Gynäkologie ist diese Absurdität der Standard«.

Hormontherapie bestehen, kritisieren. Anti-Aging-Hormonpräparate haben sich in langfristigen Tierstudien sogar als lebensverkürzend erwiesen. Ich schließe mich der Kritik von Frau Prof. Dr. Martina Dören von der Charité in Berlin im ***Deutschen Ärzteblatt*** vom 16. November 2007 an: »Menopausale Hormontherapie ist zwecks sogenannten Anti-Agings ungeeignet, weil mit ernsthaften gesundheitlichen Risiken behaftet.«

Nervenschutz durch natürliches Progesteron

Progesteron kann offenbar das Ausmaß bzw. die Schwere von Hirnverletzungen reduzieren. Bei einem Experiment der Emory-Universität (Texas, USA), durchgeführt von Prof. Donald Stein und Kollegen, zeigte sich, dass im Labor durchgeführte Gehirnverletzungen an Nagern im Hinblick auf die Sterblichkeitsrate bzw. Geschwindigkeit der Gesundung zwischen weiblichen und männlichen Tieren unterschiedlich war. Gab man den männlichen Tieren Östrogen, so konnte kein

Natürliches Progesteron	Natürliche Östrogene
wirkt antidepressiv	wird assoziiert mit Depressionen, und Kopfschmerzen
unterstützt die Sauerstoffversorgung	senkt den zellulären Sauerstoffspiegel
fördert die sekretorische Endometriumproliferation	fördert die Aktivität des Endometriums
kann fibrozystische Veränderungen positiv beeinflussen	stimuliert Brustgewebe
unterstützt den Fettmetabolismus	kann zur Gewichtszunahme führen
wirkt diuretisch	fördert Salz- und Wasserretention
normalisiert die Schilddrüsenfunktion	dämpft den Schilddrüsenstoffwechsel
verstärkt die Libido	vermindert die normale Libido
normalisiert den Glukosespiegel	verstärkt die Blutgerinnung
stabilisiert Zink und Kupferspiegel	erhöht die Zinkausscheidung und die Kupferresorption
schützt vor Endometriumkrebs	erhöht Risiko für Endometriumkrebs
kann vor Brustkrebs schützen	kann das Brustkrebsrisiko erhöhen
stimuliert Osteoblasten (Osteoporoseschutz, Knocheaufbau)	dämpft die Osteoklasten, d. h. stoppt Knochenabbau
notwendig für die Produktion von Cortikosteroiden	reduziert den Gefäßtonus
entscheidend für das Überleben des Embryos	
Quelle: Hormoneffekte nach John Lee	

Unterschied im Hinblick auf das Überleben bzw. die Gesundung beobachtet werden. Gab man nun den männlichen Tieren Progesteron, so entsprachen die Überlebens- und Gesundungszahlen denen der weiblichen Ratten. Stein und seine Kollegen begannen nun die Effekte von Progesteron am Menschen zu untersuchen und zwar in ausgewählten Ambulanzen für Schädel-Hirn-Verletzungen.

Eine andere Forschergruppe untersuchte Progesteron im Zusammenhang mit der Degeneration von Nerven nach Rückenmarksverletzungen bei Mäusen, die aufgrund von Mutationen Degeneration des Rückenmarks aufweisen. Es wurde eine Progesteron-Dosis von 20 Milligramm bei einigen der Mäuse über einen Zeitraum von 15 Tagen implantiert. Es wurde eine deutlich positive Veränderung im Nervensystem beobachtet sowohl auf zellulärer Ebene als auch im Hinblick auf körperliche Funktionen z. B. Stärke des Zugreifens und verlängerte Überlebenszeit nach der 15 Tage Beobachtungszeit.

Die Forscher sind davon überzeugt, dass ihre Ergebnisse auf eine neue und wichtige Rolle dieses Hormons im Hinblick auf die Prävention von neurodegenerativen Erkrankungen des Rückenmarks hinweisen.

»Doktor, ich kann wieder denken!«

Diesen Satz hat Dr. Lee häufig von Patienten gehört, die mit der Einnahme von natürlichem Progesteron begonnen haben. Eine Buchautorin nahm die Arbeit an ihrem Buch wieder auf. Eine andere Frau begann wieder zu malen, andere sind einfach glücklich darüber, dass sie wieder Briefe schreiben können bzw. Buchführungsarbeiten machen können. Wenn man Progesteron Frauen vor bzw. nach den Wechseljahren oder Frauen, deren Eisprung ausbleibt, verabreicht, verbessern sich kognitive Leistungen einschließlich der Konzentration. Selbstverständlich ist diesbezüglich weitere Forschung nötig. Interessant dürfte sein, wie hoch die Hormonwerte bei Frauen die an Alzheimer erkrankt sind, im Vergleich zu gesunden sind. Da in den USA die Östrogendominanz und frühe Störung der Gelbkörperhormonbildung bekannt ist, dürfte interessant sein zu spekulieren, ob ein Progesterondefizit als Faktor einer frühzeitigen Hirnschädigung in Betracht kommt.

Die umweltmedizinische Anamnese

Das ärztliche Beratungsgespräch

Sie haben nun schon viel über mögliche Auslöser von Allergien, über Umweltgifte oder schädliche Nahrungsmittelzusätze gehört, auch schon einiges über natürliche Wirkstoffe für den Nervenschutz. Zu betonen ist aber mit Blick auf den konkreten Alltag meiner Arbeit und den meiner Patienten, dass am Anfang jeglicher ärztlicher Behandlung das eingehende ärztliche Beratungsgespräch und individuelle Laboranalysen stehen.

Vor dem Untersuchungstermin sollte der Patient einen Fragebogen ausfüllen. In meiner Praxis hat sich der kompakte IFU-Patienten-Fragebogen bewährt. Es handelt sich lediglich um eine DIN-A4-Seite, die schnell ausgefüllt ist. Der Patient braucht nur die Symptome, bisherigen Diagnosen, Medikamenten- und Vitamineinnahme sowie kurze Informationen zum Wohn- und Arbeitsbereich ausfüllen. Hierdurch erhält man einen schnellen Überblick über die Hauptbeschwerden und kann somit unverzüglich zu den betreffenden Schwerpunkten konkreten Fragen stellen.

Die folgenden 7 Punkte sollten bei der Anamnese berücksichtigt werden

1 Ausschluss von malignen – und Autoimmunerkrankungen
2 Familienanamnese: Traten ähnliche Beschwerden in der Familie auf? Sind bei Familienmitgliedern unerwünschte Reaktionen auf Arzneimittel aufgetreten? Kam es in der Familie zu frühzeitigen Todesfällen aufgrund von Herz-Kreislauferkrankungen oder Krebs?
3 Besteht eine Pollenallergie? Wenn ja: wurden pollenassoziierte Nahrungsmittelallergien abgeklärt?
4 Gab es eine Schadstoffexposition, Wohnraumrenovierung, Neubau, Tropenreise, Zahnbehandlung, Chemikalienexposition

am Arbeitsplatz oder in der Schule (Kunststoffe, Lösungsmittel, Toner), neue Büroeinrichtung, Computer etc.?

5 Wurde kurzfristig eine Ernährungsumstellung vorgenommen, z. B. Mehrverzehr von Vollkornprodukten oder Mich, makrobiotische Kost, übermäßiger Obstverzehr?

6 Welche Arzneimittel und/oder Nahrungsergänzungsmittel werden seit wann regelmäßig eingenommen?

7 Welche bildgebenden Verfahren (Röntgen, CT, MRT) wurden bereits durchgeführt?

In den USA wird vermutet, dass bei über 60 Prozent aller unklaren chronischen Beschwerden Nahrungsmittelunverträglichkeiten eine Rolle spielen.

Wenn sich in der Anamnese Hinweise ergeben, dass der Wohn - und Lebensbereich als Ursache für die rezidivierenden (wiederkehrenden) Beschwerden in Betracht kommt, sollte eine Staub- oder Raumluftanalyse durchgeführt werden und eventuell bauökologische Sanierungen vorgenommen werden. Diesbezüglich gibt es mittlerweile in fast allen größeren Städten entsprechende Dienstleister. Kontaktadressen können über das IFU Bad Emstal vermittelt werden.

Zahnsanierung?

Da Metalle grundsätzlich nicht inert - also nicht harmlos - sind und Zahnmaterialien Metalle freisetzen können, muss unter Umständen auch eine Zahnsanierung erfolgen. Hierbei soll nicht nur das in der Kritik stehende quecksilberhaltige Amalgam berücksichtigt werden, sondern auch die Edelmetalle Gold, Palladium und Titan. Umweltmedizinische Labors bieten die Lymphozyten-Transformations-Tests (LTT) auf Zahnmetalle und andere Umweltnoxen an.

Auch Zytokinfreisetzungstests können weiter Aufschluss darüber geben, ob Umweltfaktoren entzündliche Prozesse auslösen oder verstärken können.

Ernährungsumstellung wegen Nahrungsmittelunverträglichkeiten

Manche Patienten haben z. B. aus gesundheitlichen oder religiösen Gründen die Ernährung abrupt umgestellt. Dies sollte man unbedingt berücksichtigen, weil sich maskierte Nahrungsmittelunverträglichkeiten eingestellt haben könnten. Eine differenzierte Abklärung von Nahrungsmittelunverträglichkeiten (inklusive Zöliakiediagnostik) ist in unserer Praxis obligatorisch. Nahrung ist der Umweltfaktor Nr. 1 – unser intensivster Kontakt zur Umwelt.

Ergänzend zur individuellen Ernährungsberatung sollte das Thema Bewegung und Sport in die Beratung einfließen. Hier arbeiten wir mit Instituten für Präventiv- und Sportmedizin zusammen.

Nahrungsmittel werden meines Erachtens zu wenig als mögliche Ursache chronischer Beschwerden berücksichtigt. In den USA wird vermutet, dass bei über 60 Prozent aller unklaren chronischen Beschwerden Nahrungsmittelunverträglichkeiten eine Rolle spielen. Eine Ernährungsberatung sollte Allgemeinratschläge vermeiden wie z. B. »Vollwertkost ist gesund« oder »täglich fünf Portionen Gemüse und Obst essen« oder »zur Osteoporoseprophylaxe täglich ½ Liter Milch trinken«. Auf der Basis des heutigen Wissens kann man nur Folgendes immer wieder betonen: Gesunde Kost an sich gibt es nicht! Nur was der Organismus verträgt bzw. was die Gene an Umweltfaktoren (z. B. Nahrungsmittel) tolerieren, ist für eine Person gesund.

Nährstofftherapie

Antioxidanzien, Mineralstoffe und Vitamine nehmen meiner Erfahrung nach die meisten Patienten bereits ein – oft auf der Basis von Allgemeinempfehlungen. Nicht selten wird in meiner Sprechstunde der Wunsch nach genauen Bedarfsanalysen geäußert. Der moderne, gut informierte Patient möchte wissenschaftlich fundierte Analysen, nicht nur Fragebögen ausfüllen.

Persönliche Beratung nach Basisanalyse

Als »Basisanalyse« hat sich bei uns das ORGANIX-Profil bzw. ONE (Optimal Nutrition Evaluation) bewährt. Es handelt sich hierbei um Urinanalysen, bei der umfangreiche Stoffwechsel-Zwischenprodukte analysiert werden (siehe Seite 124ff.). Die Urinproben können bequem per Post an unser Institut geschickt werden. Die Ergebnisse sollten im Rahmen eines persönlichen Beratungstermins (Arzt, Ernährungswissenschaftler) erörtert werden.

Bevor Eigenversuche durchgeführt werden, sollte eine Beratung in einer Praxis für Functional Medicine in Anspruch genommen werden.

Diese Investition lohnt sich, weil es um eine medizinische Basisplanung geht, die die Lebensqualität in den nächsten Monaten und Jahren verbessern soll. Für eine solche Strategieplanung ist etwas Zeit, Mitarbeit und Geduld seitens der Patienten wichtig. Besonders, wenn man sich nicht frühzeitig in das Räderwerk der Reparaturmedizin begeben möchte, lohnt sich dieses Engagement auf jeden Fall.

Welche Therapieeinrichtungen sind geeignet?

Bei der Suche nach geeigneten Therapieeinrichtungen sollte man darauf achten, dass dort auch die in diesem Buch beschriebenen Überlegungen und diagnostischen Verfahren in die Behandlung einfließen und die Therapeuten regelmäßig an Fortbildungsveranstaltungen des IFU in Deutschland bzw. des Instituts für Functional Medicine in den USA teilgenommen haben.

Achtung: Hinter dem deutschen Begriff Funktionelle Medizin verbergen sich oft paramedizinische Verfahren, wobei sogenannte biophysikalische Methoden eingesetzt werden wie z. B. Bioresonanz und Kinesiologie. Ohne eine Wertung oder Beurteilung dieser Verfahren abzugeben, sei darauf hingewiesen, dass diese nicht dem von uns unter dem amerikanischen Begriff Functional Medicine subsumierten Medizinkonzept entsprechen. Dies soll nicht bedeuten, dass die genannten Verfahren völlig überflüssig sind. Als Unterstützung der in diesem Buch beschriebenen Techniken können selbstverständlich komplementäre Therapieverfahren sehr hilfreich sein.

Abhängig von der Intensität der Beschwerden (z. B. bei Parkinson-Patienten) oder nach einer Schadstoffbelastung kann ein mehrwöchige Hepar-Tox-Therapie indiziert sein. Adressen der Therapieeinrichtungen finden Sie auf Seite 176.

Kann ich Analysen selbst veranlassen?

Viele Patienten haben schon zahlreiche Ärzte, Kliniken und Heilpraktiker aufgesucht, ohne dass moderne Untersuchungen aus dem Bereich der Functional Medicine durchgeführt worden sind. Viele glauben, dass Analysen nur durch einen Arzt veranlasst werden können. Die meisten der im nächsten Kapitel aufgelisteten Analysen kann jeder auf eigenen Wunsch direkt bei uns durchführen lassen.

Die notwendigen Teströhrchen können bequem auf dem Postweg verschickt werden. Falls eine Blutentnahme notwendig ist, sollte der behandelnde Arzt konsultiert werden oder ein Blutabnahmetermin über das IFU in Wolfhagen oder in einer mit uns kooperierenden Einrichtung vereinbart werden.

Auch ohne einen Arzttermin kann man Untersuchungen selbst veranlassen.

Vielen Patienten reichen die Analyseergebnisse (z. B. Stuhltests, Haaranalysen) aus, ohne dass ein Arzttermin notwendig ist. Bei chronischen Erkrankungen und bei den umfangreichen Stoffwechselanalysen ist es jedoch ratsam, die Ergebnisse ausführlich mit einem in diesem Bereich ausgebildeten Arzt zu besprechen. Genetische Risikoanalysen werden grundsätzlich nur nach einem ärztlichen Beratungsgespräch veranlasst. Ihre Fragen zur Diagnostik, Therapie, Probenversand etc. werden vom IFU Fachpersonal auch gerne telefonisch erläutert.

Das Hepar-Tox-Programm (Basic): Membranschutz durch Entgiftung und Antioxidation

Bei den in diesem Buch beschriebenen und im Hepar-Tox-Entgiftungsprogramm (Basic) zusammengefassten Substanzen handelt es sich um körpereigene oder auch orthomolekulare sowie pflanzliche Wirkstoffe, die mehrere Funktionen gemeinsam haben und an wichtigen biochemischen Prozessen beteiligt sind.

Da das wesentliche Ziel der Hepar-Tox-Membranschutztherapie die Regeneration und der Schutz der zellulären Kraftwerke, der Mitochondrien, ist, spricht man auch von mitochondrialer Medizin. Da sich die Mitochondrien in allen Zellen unseres Körpers befinden, führt eine Normalisierung dieser wichtigen Zellstrukturen zu einem Abklingen vieler Beschwerden, die schließlich auf einer Grundstörung beruhen und nicht selten irrtümlich als psychosomatisch eingestuft werden.

Hepar-Tox-Infusionstherapie

Zusätzlich zu der unten aufgeführten oralen ***Hepar-Tox-Basic-Medikation*** erfolgen während eines Kompaktkur-Programms tägliche Infusionen mit hochdosiertem Vitamin C, reduziertem Glutathion, Alpha-Liponsäure, L-Carnitin, Mineralstoffen und den B-Vitaminen einschließlich Folsäure. Die Auswahl der Wirkstoffe und die Dosierung erfolgt patientenbezogen nach eingehender Anamnese unter Berücksichtigung der medizinischen Vorbefunde. Es werden nur natürliche Chelatbildner zur Entgiftung von Schwermetallen eingesetzt – kein EDTA oder DMPS. Hinweis: Bei der hier beschriebenen Medikation handelt es sich um einen Therapieplan, wie er sich im ***Institut für***

Die vier Wirksäulen der Membranschutztherapie

- Entgiftungswirkung
- Wirkung auf die Energieproduktion
- antioxidative Wirkung
- antientzündliche Wirkung

Umweltmedizin (IFU) bewährt hat. Grundsätzlich sollten sich die Medikation und Supplementierung mit Vitalstoffen nach der klinischen Symptomatik, Anamnese und den Vorbefunden richten. Vor einer Selbstmedikation mit den angegebenen Wirkstoffen sollte ein im Bereich Functional Medicine ausgebildeter Arzt konsultiert werden oder ein ärztlicher Beratungstermin im IFU-Diagnostic Center in Wolfhagen vereinbart werden.

Orales Hepar-Tox-Programm

morgens

Multi-Vitamin (Mineralstoffe, Spurenelemente, B-Vitamine, Vitamin D3; bei Bedarf ohne Kupfer und Eisen)
Probiotia (Laktobazillen, Bifidobakterien)
Coenzym Q10 (60–100 mg oder 15–30 Tropfen Nanoquinon)
Omega-3-Fettsäuren (EPA,DHA)
Magnesium (100–300 mg)
Polyphenole

mittags

Quercetin (500 mg)
Acetyl-L-Carnitin (500 mg)/**Alpha-Lipoic Acid** (200 mg)
Vitamin C (500 mg/1 g Ascorbinsäure mit verzögerter Wirkstofffreisetzung oder aus natürlichen Quellen: CamuCamu, Acerola)

Vitamin E (ca. 130–150 mg natürliches RRR-Alpha-Tocopherol; bei entzündlichen Erkrankungen und Alzheimer werden gemischte Tocopherole mit Gamma-Tocopherol empfohlen)
Glycin (500–1000 mg)

abends
Brokkoli Extrakt (Sulforaphan 5–30 mg)
Vitamin-B-Komplex mit Methyl-B12 u. P-5-P (Pyridoxal-5-phosphat)
Alpha-Liponsäure (100–300 mg)
Taurin (500–1000 mg)
Mariendistelfrüchteexktrakt (100–200 mg Silymarin)

zur Nacht
Melatonin individuell dosiert 200 µg–3 mg (mit verzögerter Freisetzung); Dosierung auf Basis der Speicheltests (Melatonin-Tagesrhythmik)

Optionale Therapiemaßnahmen

- Falls nötig können Magnesium, Kalium und Calcium in Form von EAP (Ethanolaminphosphat) verwendet werden.
- Vor der entgiftungsfördernden Saunatherapie, kann die Einnahme von 300 bis 500 Milligramm Vitamin B3 (Niacinamid oder Inositol-Hexanicotinat) empfohlen werden – das fördert das Schwitzen.
- Bei starken Erschöpfungssymptomen kann die Einnahme von NADH 5 bis 10 Milligramm (z. B. als Sublingualtablette) hilfreich sein.
- Je nach Vitamin-D3-Blutspiegel wird die Einnahme von Vitamin D3 empfohlen. Eine Tagesdosis von 1000 I.E. wird heute von Experten als sicher angesehen, da eine Überdosierung entgegen alter Lehrmeinung nicht zu erwarten ist (Ausnahme: Autoimmunerkrankung Sarkoidose). Obwohl in der

Erfolgversprechend schon als orale Therapie

Günter L., ein Leser meiner Ausführungen zu Nervenschutz durch Entgiftung, schildert, dass auch schon die orale Therapie sehr rasch zu einem Therapieerfolg führen kann:

»Generell bin ich ziemlich stressempfindlich und fühle mich besonders im Herbst und Winter oft sehr schlapp. Hinzu kommt eine gewisse Antriebsschwäche und Depressivität. Das Programm war in dieser Hinsicht ein voller Erfolg! Ich fühle mich viel aktiver, meine Denkfähigkeit ist wesentlich besser, vor allem bleibe ich bei Diskussionen viel ruhiger, klarer und sachlicher. Auch die Depressivität ist verschwunden.«

Regel keine Überdosierungen zu erwarten sind, gehört die Vitamin-D-Behandlung in ärztliche Hand.

- Die Gabe von weiteren Gehirn-Nährstoffen wie Phosphatidylserin und Glycero-Phospho-Cholin erfolgt individuell. Auf der Basis der Aminosäurenanalyse bzw. der Bestimmung der organischen Säuren (ORGANIX- oder ONE-Profil) kann die Dosierung von Glycin, Taurin und anderen Aminosäuren angepasst werden.

Begleitende Therapiemaßnahmen

Bei unseren Ernährungsempfehlungen verweisen wir auf mediterrane Kost unter Berücksichtigung von Allergien (auf der Basis immunologischer und zellulärer Blutanalysen). Als physikalische Therapien eignen sich Massagen, Lymphdrainage, Hydro-Jet, Thermalbäder, Sauna.

Ein wichtiger Bestandteil der Entgiftungsbehandlung in Wolfhagen ist die Darmreinigung. Täglich wird dem Patienten ein spezielles Colon-Clean Getränk empfohlen, das neben freundlichen Darmbakterien (Probiotika) auch Verdauungsenzyme und natürliche Quellmittel aufgelöst in einem Heil- bzw.

Mineralwasser aus der Region Nordhessen enthält. Abhängig von der Stuhl- und Verdauungsanalyse erfolgt eine Antipilzbehandlung bzw. eine antibakterielle Therapie mit dem Ziel, die natürliche Darmflora aufzubauen. Nährstoffe und pflanzliche Mittel zum Schutz der Unversehrtheit der Darmschleimhaut werden bei Bedarf ergänzt.

Phytotherapie (pflanzliche Therapie)

Phytotherapie mit Kreuzblütlern (z. B. Brokkoli) enthält Sulforaphan, das die Phase 2 der Leberentgiftung aktiviert, ohne die Phase 1 hochzuregulieren. Gleichzeitig bewirken die Brokkoli-Extrakte eine Aktivierung der körpereigenen Antioxidanzienproduktion.

Weitere hilfreiche Pflanzenwirkstoffe mit antientzündlicher, antioxidativer und leberschützender Wirkung sind Curcumin, Rosmarinsäure, grüner Tee, Mariendistel und Ginkgo biloba.

Ernährung

Im Ernährungsplan kommen während der *Hepar-Tox*-Therapiewochen verstärkt Nahrungsmittel vor, die die Entgiftungsenzyme in der Leber aktivieren. Sie stammen weitgehend aus biologischem Anbau. Auch aus konventionellem Anbau sind die folgenden Nahrungsmittel laut aktueller Greenpeace Untersuchung nur gering belastet: Bananen, Heidelbeeren, Kiwis, Brokkoli, Chicorée, Rosenkohl und wild wachsende Pilze.

Auf Grapefruit sollte verzichtet werden. Durch Furanocumarine, die in Grapefruit enthalten sind, werden Phase 1 Entgiftungsenzyme in der Leber (CYP 3A4) blockiert.

Diagnostik

Functional Medicine Diagnostik (Auswahl)

Die meisten der im Folgenden aufgeführten Analysenmethoden werden in unseren US-amerikanischen Laboratorien durchgeführt:

Stuhl- und Verdauungsanalyse (Bakteriologie, Mykologie, Parasitologie, Verdauungsparameter, Entzündungsfaktoren); seit 2007 mit genetischer Analysetechnik

Atemgasanalyen zum Ausschluss einer Fruktose- und Laktose-Intoleranz sowie einer eventuellen bakteriellen Fehlbesiedelung des Dünndarms

Elementanalysen (Schwermetalle, Mineralstoffe, Spurenelemente) im Haar, Urin und Blut (auch Erythrozyten-Spezialtest)

Stoffwechsel- und Nährstoffprofil im Urin: Abklärung eines eventuell bestehenden erhöhten Bedarfs an Vitaminen und Mineralstoffen inklusiv Coenzym-Q10-Test (z. B. ORGANIX-Profil, ONE = Optimal Nutrition Evaluation). Die Vitamin-D-Bestimmung erfolgt im Blut

Abklärung von Nahrungsmittelunverträglichkeiten (verschiedene immunologische Analysen und Antikörpertests) inklusive Ausschluss einer Zöliakie (Gliadin-Antikörper, Gewebs-Transglutaminase/IgA-tTG, Gesamt-IgA)

Hepar-Tox-Test (funktionelle und genetische Analysen der Entgiftungsleistung der Leber; Untersuchungsparameter werden stets aktualisiert)

kardiovaskulärer Risikotest (funktioneller und genetischer Test mit Bestimmung der unabhängigen Risikofaktoren wie Homocystein, hs-CRP, Lipoprotein (a))

genetische Risikoprofile (genetische Polymorphismen, SNPs): z. B. Entgiftung, Osteoporose, kardiovaskuläres Risiko, Entzündung, Immunsystem

Hormonanalysen Speichel- Blut- und Urinanalysen zur Bestimmung von Sexualhormonen (Progesteron, DHEA, Östrogen,Testosteron etc.) und deren Abbauprodukte

Melatonin-Test drei Speichelproben zur Bestimmung des Tages/Nachtprofils

Aus den diagnostischen Möglichkeiten möchte ich eine Selektion vornehmen und einige Basisuntersuchungen aus dem Spektrum der Functional Medicine Diagnostik kurz beschreiben.

Stoffwechsel- und Nährstoffprofil im Urin (ORGANIX-Profil)

In einer Morgenurinprobe werden Zwischenprodukte im Zellstoffwechsel - die organischen Säuren - untersucht. Der neue ORGANIX® Urintest oder ONE® (Optimal Nutrition Evaluation) erlaubt dem Therapeuten Einblicke in die zellulären Stoffwechselprozesse und die daraus resultierenden Möglichkeiten einer ernährungsmedizinischen Behandlung bzw. Therapie mit Vitaminen, Mineralstoffen und Aminosäuren. Zwischenprodukte im Stoffwechsel müssen sofort weiterverstoffwechselt werden. Kommen im Urin größere Mengen dieser Zwischenprodukte vor, erlaubt dies Rückschlüsse auf enzymatische Störungen bzw. einen erhöhten zellulären Nährstoffbedarf - und das unabhängig von den Ergebnissen der üblichen Blutanalysen, die in diesem Bereich häufig nicht aussagekräftig sind.

Auswertung: Durch das ORGANIX-Profil wird der Tagesbedarf an Vitaminen und anderen Nährstoffen ermittelt und in einer übersichtlichen Liste ausgedruckt. Die Auswertung umfasst einen kompletten Nährstoffplan mit einer auf Ihren persönlichen Stoffwechsel zugeschnittenen Mengenempfehlung für über 30 Nähr- und Vitalstoffe. Der Urintest gilt als hervorragendes präventivmedizinisches Instrument und kann eine wertvolle Hilfe zur unterstützenden ernährungsmedizinischen Behandlung bei chronischen Erkrankungen sein.

Stoffwechsel-Zwischenprodukte im Morgenurin (ORGANIX-Profil) zeigen

- Vitamin- und Mineralstoffbedarf
- Aminosäurestatus: Acetylcystein, Arginin, Carnitin, Tyrosin, Tryptophan etc.
- Marker für oxidativen Stress: oxidative Schäden und Antioxidanzienstatus
- Entgiftungskapazität (Leberstoffwechsel)
- funktionelle Marker eines Vitamin-B-Defizits
- Methylierungskapazität (Folsäurebedarf)
- Komponenten der mitochondrialen Energieproduktion (Zitronensäurezyklus)
- Marker des Liponsäure- und Coenzym-Q10-Bedarfs
- Darmbakterien-Status: bakterielle Fehlbesiedelung
- Hefepilzbelastung (Candida Overgrowth)

Beispiel 1: Vitamin-B12-Versorgung

Vitamin B12 ist wesentlich beteiligt an der Proliferation (Wachstum), Reifung und Regeneration von Nervenzellen. Im Alter ist ein Vitamin B12 Mangel verbreitet, obwohl er selten diagnostiziert wird. Dies liegt daran, dass einerseits typische Symptome komplett fehlen können und der Arzt daher diesbezüglich keinen Verdacht hat und andererseits weil Vitaminbestimmungen nicht zu den Routineuntersuchungen in den Arztpraxen zählen. Sie werden von den Kostenträgern in der Regel als nicht-notwendige medizinische Leistungen eingestuft. Außerdem sind Vitaminbestimmungen im Blut mit Ausnahme von Vitamin D3 nicht aussagekräftig. Prof.Wolfgang Herrmann bezeichnet Vitamin B12 Bestimmungen im Serum im Deutschen Ärzteblatt vom 3. Oktober 2008 als »später, relativ unsensitiver und unspezifischer Biomarker des B-12 Mangels«.

Bei einem Vitamin-B-12 Mangel scheidet der Organismus vermehrt die organische Säure Methylmalonylsäure aus. Obwohl der Vitamin-B12-Wert im Blut normal oder sogar

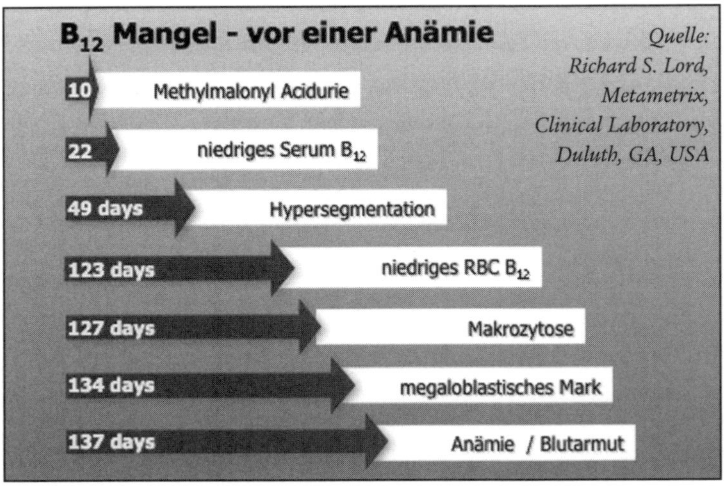

Eine durch Vitamin-B12-Mangel verursachte Blutarmut (Anämie) zeigt sich erst nach 137 Tagen. Ein erhöhter Methylmalonylsäure-Wert dagegen zeigt den erhöhten B12-Bedarf schon nach zehn Tagen an.

erhöht ist, kann auf zellulärer Ebene ein B-12-Mangel vorliegen. Folgende Symptome sind mit einem Vitamin-B12-Mangel assoziiert: neurologische Störungen, Erschöpfung, Gefäßerkrankungen, Magen- und Darmbeschwerden.

Folgende Symptome sind mit einem Vitamin B12-Mangel assoziiert: neurologische Symptome (Erschöpfung, Schwindel etc.), Anämie (Blutarmut), Gefäßerkrankungen, Magen-Darmbeschwerden und sogar Osteoporose.

Bei Schwermetallbelastungen (Quecksilber, Blei) kann das normale Vitamin B12 (Cyanocobalamin) nicht in das besonders in den Nervenzellen benötigte Methyl-B12 (Methyl-Cobalamin) umgewandelt werden. In diesen Fällen können Entgiftungstherapien und die Einnahme eines speziellen Vitamin-B-Präparates, das anstelle des normalen Vitamin B12 das Methyl-B12 enthält, hilfreich sein. Da Methyl-B12 nicht in den üblichen deutschen Vitaminprodukten enthalten ist, verwenden unsere Patienten häufig amerikanische Produkte.

Beispiel 2: Folsäure-Versorgung

Bei Störungen im Folsäurestoffwechsel kann z. B. der Formiminoglutamat-Wert im Urin erhöht sein. Es handelt sich hierbei um einen funktionellen Marker für Folsäuredefizit – er wird bei Folsäuremangel verstärkt ausgeschieden.
Ein gestörter Folsäurestoffwechsel kann u. a. mit Stimmungsschwankungen und neurologische Erkrankungen in Verbindung stehen. Bei Kindern zeigen sich Entwicklungsverzögerungen, Autismus und Anfallsleiden. Folsäuremangel in der Schwangerschaft führt zu Geburtsfehlern (z. B. Neuralrohrdefekte).

Beispiel 3: Nervengifte aus dem Darm (endogene Toxine)

Manche der Stoffwechsel-Zwischenprodukte können als endogene Toxine bezeichnet werden – also Gifte, die im Körper produziert werden. Endogene Toxine können im Aminosäurestoffwechsel entstehen. Ein starkes Neurotoxin (Nervengift) ist Quinolinsäure, ein Zwischenprodukt des L-Tryptophan-Stoffwechsels, das bei entzündlichen Reaktionen des Nervensystems entstehen kann.

Nervengifte entstehen auch durch Bakterien und Pilze im Darm. So ist z. B. D-Laktat ein sensitiver Marker einer Überbesiedelung mit Laktobazillus acidophilus und gilt als potenzielles Neurotoxin. Die Ursache einer verstärkten Bildung von D-Laktat aus dem Überangebot nicht resorbierbarer Kohlenhydrate (insbesondere Fruktose und Glukose) ist eine veränderte anaerobe Darmflora im Dick- und Dünndarm. Die Einnahme von Laktobazillenpräparaten (Probiotika) sollte bei Nachweis von D-Laktat zunächst beendet werden.

Ein anderer gut dokumentierter Marker einer Fehlbesiedelung des Darmes ist das D-Arabinitol. Es handelt sich hierbei ein Stoffwechselprodukt, das von den meisten pathogenen Candida-Hefepilzen gebildet wird. D-Arabinitol gehört zu den sensitivsten Markern einer invasiven Candidiasis und gilt als besserer Indikator als Blutanalysen. Wenn die Urinanalyse Hinweise auf eine gestörte Darmflora ergibt, ist eine ergänzende Stuhluntersuchung sinnvoll.

Die genetische Stuhl- und Verdauungsanalyse

Mikrobiologie: Bakterien, Pilze und Parasiten.

Zu einer erheblichen Belastung durch endogene Toxine führt eine mikrobiologische Fehlbesiedelung des Darmtraktes. Auf einer Oberfläche von 300 bis 400 Quadratmeter sind in unserem Körper über 400 Bakterienstämme angesiedelt. Kommt es nach einer Antibiotikabehandlung, Schadstoffbelastung, einer Tropenreise oder psychischem Stress zu einer mikrobiologischen Fehlbesiedelung durch pathogene Bakterien, Hefepilze (Candida) oder Parasiten, kann dies zu erheblichen Störungen immunologischer und neurologischer Funktionen kommen. Im Darm befinden sich immerhin etwa 70 Prozent des Immunsystems und über 100 Millionen Nervenzellen, d. h. im Darm befinden sich die beiden wichtigsten Informationssysteme in unmittelbarer Nachbarschaft.

Der Darm hat eine Oberfläche von 300 bis 400 Quadratmeter, was etwa der Größe von zwei Handballfeldern entspricht.

Im April 2007 wurde in den USA der neue genetische Stuhltest eingeführt. Im Vergleich zu den bisherigen Analysen werden alle Bakterien, Pilze und Parasiten mittels PCR-Technik (Polymerase-Ketten-Reaktion) untersucht. Unter anderem im Hinblick auf die Parasitenbestimmung hat das neue Verfahren einen wesentlichen Vorteil. Während bei der herkömmlichen mikroskopischen Methode noch etwa 25.000 Zellen pro Milliliter Stuhl (oft aus mehreren Stuhlproben) notwendig waren, reichen heute ein bis fünf (!) Zellen aus. Mittels Polymerase-Ketten-Reaktion (PCR) wird die DNA aller Keime innerhalb von vier bis fünf Stunden milliardenfach vervielfältigt. Das

Transportröhrchen enthält Formalin, das alle Keime sofort fixiert, wodurch ein exaktes Bild der mikrobiologischen Situation im Darm des Patienten wiedergegeben wird. Hierdurch wird sozusagen die aktuelle Verteilung der Mikroorganismen »eingefroren«. Im Gegensatz zu den herkömmlichen Stuhluntersuchungen kann es nicht zu transportbedingten Veränderungen des Bakterien- bzw. Pilzwachstums kommen.

Besonders ist hervorzuheben, dass bei den neuen genetischen Stuhltests auch der größte Anteil der Mikroorganismen im Stuhl, die Anaerobier, zuverlässig untersucht werden können. Es handelt sich hierbei um Organismen, die keinen Sauerstoff abbauen können. Durch den Sauerstoff, der sich in jedem Stuhlteströhrchen befindet, sterben diese Keime während des Transports ab. Diese Anaerobier umfassen immerhin 95 Prozent aller Mikroorganismen und werden durch die üblichen Stuhltests meistens nicht erfasst, da sie aufgrund ihrer Empfindlichkeit im Kulturmedium nicht angezüchtet werden können. Anders ausgedrückt: Bei den üblichen Stuhltests wird somit nur einen Bruchteil an Mikroorganismen untersucht.

95 Prozent der Darmbakterien, die anaeroben Stämme, werden bei den üblichen Stuhlanalysen nicht berücksichtigt.

Zusätzlich zur Pilz- und Bakterienuntersuchung erfolgt eine Überprüfung der freundlichen Darmflora (Probiotika wie Laktobazillen, Bifidobakterien und E.-coli-Stämme).

Der Medikamenten-Test (Antibiogramm, Antimykogramm)

Eine weitere Besonderheit der neuen Stuhlanalyse stellt der Medikamenten- bzw. Sensibilitätstest dar. Hierbei werden Medikamente und natürliche Substanzen überprüft. Der Therapeut erfährt durch diese Analyse, ob die üblichen Antibiotika oder Antipilzpräparate wie Nystatin, Fluconazol etc. wirksam gegen die in der Analyse nachgewiesenen Pilze sind.

Im Medikamententest (Antibiogramm bzw. Antimykogramm) können auch natürliche Präparate wie Oregano, Tannine, Berberi und Caprylsäure untersucht werden. Sensibilitätstests werden auf alle Bakterien und Pilze durchgeführt, die Störungen der Darmökologie herbeiführen können (siehe das Datenblatt unten). Wurden mehrere Bakterien oder Pilze nachgewiesen, erfolgen Medikamententests für jeden Stamm separat, ohne dass diese vom Labor zusätzlich berechnet werden.

Ebenso erfolgt eine eingehende Überprüfung der Verdauungsvorgänge. Bestimmt werden Verdauungswerte (Fette, Proteine, Pflanzenfasern), Absorptionsmarker, Entzündungsmarker (z. B. Laktoferrin), Stoffwechselprodukte, pH-Wert, verborgenes Blut, Immunität (sIgA), Weizenunverträglichkeit (Anti-Gliadin-Antikörper), infektiöse Keime, Clostridien, enterohämorrhagische E.coli, H. pylori etc. Durch die neue genetische Analyse wird auch die Antibiotikaresistenz z. B. auf Beta-Laktam, Glykopeptide, Quinolone bestimmt.

Candida krusei

Prescriptive agents	Sensitive	Intermediate	Resistant
Fluconazole			R
Itraconazole	S		
Ketoconazole	S		
Nystatin	S		

Natural agents	Sensitive	Resistant
Berberine	S	
Caprylic Acid	S	
Goldenseal	S	
Oregano	S	
Tanalbit		R
Uva Ursi	S	

Der Medikamententest (Sensibilitätstest) bei einer Pilzbesiedelung mit Candida krusei zeigt eine Resistenz gegenüber dem systemisch wirksamen Fluconazol, während pflanzliche Wirkstoffe und natürliche Substanzen wie Caprylsäure (Caprylic Acid) eine gute Hemmwirkung besitzen.

Der Adipositas-Index

Neu ist der Adipositas-Index. Hierbei handelt es sich um das Bakterienverhältnis zwischen den Firmicutes- und Bacteroidetes-Stämmen. Eine Imbalance dieser Bakterien kann zu einer verstärkten Gewichtszunahme (Fettsucht) führen.

Pilze verstärken Allergie

Nach den Erkenntnissen von Prof. Wolfgang Heizmann (Berlin), besteht ein Zusammenhang zwischen der Darmbesiedelung mit Candida albicans und chronischem Asthma, Rhinitis sowie Neurodermitis. Nach der Phase der Epithelinvasion beginnen immunologische Veränderungen eine Umschaltung des Immunsystems in Richtung Allergie. Eine Hochregulation immunologischer Vorgänge bedeutet eine verstärkte Entzündungsreaktion, die auch das Nervensystem betreffen kann.

Wenn man Hefepilze in 70 bis 80 Prozent der Stuhlproben nachweisen kann, sind sie deshalb nicht automatisch physiologisch, also normal, sondern nur häufig.

Hefepilze (Candida albicans)

Da nicht alle Menschen Hefen im Darm haben, kann man nicht davon sprechen, dass Hefen zur physiologischen – also normalen – Darmflora gehören. Prof. Nolting erwähnte, dass Candida albicans jederzeit die Potenz habe, unter günstigen Bedingungen einen hohen Grad an Pathogenität zu erlangen. »Pathogene Hefen gehören nicht auf die Haut und auch nicht in die gesunde Darmflora«.

Candida-Immunkomplexe enthalten IgG-Candida-Antikörper, Candida-Antigen und Komplementfaktoren. Deutlich erhöhte Candida-Immunkomplexe haben eine 95-prozentige Korrelation mit klinischen Symptomen einer Candidabelastung. Der Immunkomplex-Spiegel fällt, wenn die Candidabelastung abnimmt. Bei akuten Candidainfektionen sind die IgM-Antikörper vorübergehend erhöht, während IgG-Antikörper lediglich auf eine zurückliegende Infektion hindeuten. IgA-Antikörper werden bei lokalen Schleimhautinfektionen (z. B. von Vagina, Harnröhre, Magen-Darm-Trakt, Haut) beobachtet.

Darmfreundliche Bakterien senken Allergierisiko

Die Fachzeitschrift *Lancet* berichtet im Jahr 2001 von einer Senkung des Allergierisikos durch darmfreundliche Bakterien (Probiotika). Von 132 werdenden Müttern, die mindestens einen Verwandten ersten Grades oder einen Partner mit einer allergischen Erkrankung hatten, bekamen 64 während der letzten zwei bis vier Wochen vor der Geburt täglich zwei Kapseln mit Laktobazillen, den übrigen Schwangeren wurde ein Plazebo verabreicht. Die Einnahme wurde sechs Monate fortgesetzt. Die Babys wurden mit drei, sechs, zwölf und 24 Monaten untersucht. Im Alter von zwei Jahren litten 31 der Plazebo-Kinder (35 Prozent) an Neurodermitis, sechs an Asthma und eines an allergischer Rhinitis. Von den »Probiotikern« waren nur halb so viele betroffen.

Im Tiermodell konnte nachgewiesen werden, dass diese Probiotika 20.000 Gene (!) im Darm regulieren können. Die Regulation umfasst u. a. die Nährstoffaufnahme, die Barriereleistung des Darmepithels und der Darmschleimhaut sowie immunologische Funktionen. Diese Erkenntnisse machen deutlich, dass bei einem modernen Stuhltest auch die darmfreundlichen Bakterienstämme untersucht werden müssen. Der Arzt/die Ärztin kann auf der Grundlage einer solchen Stuhlanalyse durch die Verordnung bestimmter probiotischer Bakterienstämmen die Darmflora gezielt aufbauen.

Die besondere Rolle der freundlichen Bakterien im Darm wurde neulich in einem Internetforum treffend kommentiert: »Haben wir keine Darmbakterien in unserem Darm, verhun-

Microbiology Profile, stool

MICROBIOLOGY

Bacteriology Culture

Beneficial flora		Imbalances		Dysbiotic flora
Bifidobacter	0+	Bacillus sp.	1+	
E. coli	3+	Gamma strep	1+	
Lactobacillus	0+			

Mycology (Yeast) Culture

Normal flora		Dysbiotic flora
Candida krusei	1+	

	Normal	Abnormal	Reference
Yeast KOH(microscopic)		Few	None - Rare

Dieser Stuhltest zeigt eine deutlich gestörte Darmflora. Die freundlichen Bakterien (Laktobazillen und Bifidobakterien) fehlen komplett.

gern wir einfach. Haben wir zuwenig - verhungern wir in Zeitlupe, das nennen wir Zivilisationskrankheiten oder degenerative Krankheiten.«

Element-Analyse für Schwermetalle, Mineralien und Spurenelemente

Durch die Element-Analysen des Haares, Blutes oder Urins können Defizite bzw. eine Überbelastung verschiedener toxischer und essenzieller Elemente nachgewiesen werden. Die neueste Analysenmethode ist die HS-ICP-Massenspektrometrie (High Resolution = Induced Coupled Plasma Mass Spectrometry).

Ein Ungleichgewicht im Bereich der Mineralien und Spurenelemente bzw. eine Belastung mit toxischen Elementen kann chronische Beschwerden auslösen und/oder verstärken.

Mögliche Beschwerden sind u. a.:

- Müdigkeit und Erschöpfung
- Nervosität und innere Unruhe
- Schmerzen
- Stimmungsschwankungen und Depressionen
- Blutdruckstörungen
- Akne und Ekzeme
- Allergien und Asthma
- brüchiges Haar und Haarausfall
- Faltenbildung und Erschlaffung des Bindegewebes
- Verdauungsbeschwerden

Eine Spezialuntersuchung ist die Erythrozyten-Analyse, die als Hinweis auf die zelluläre Belastung bzw. einen intrazellulären Mangel gilt. Hierbei sind die folgenden toxischen Elemente zu einem Analysenprofil zusammengefasst: Aluminium, Arsen, Cadmium, Blei und Quecksilber. Aus der Gruppe der essenziellen Mineralien und Spurenelemente werden hierbei folgende Elemente untersucht: Chrom, Kupfer, Magnesium, Mangan, Kalium, Selen, Vanadium, Zink.

Eine weitere Variante im Bereich der Elementanalysen stellt die Urinanalyse dar. Hierbei kommt häufig der Mobilisierungstest zum Einsatz. Nach der Verabreichung eines Chelatbildners (eine Substanz, die Metalle binden kann) wird eine Urinprobe nach etwa sechs bis acht Stunden abgegeben.

Ich persönlich bevorzuge für Mobilisierungstests die körpereigenen Chelatbildner wie Glutathion und Alpha-Liponsäure.

Grundsätzlich können auch weitere Elemente wie Palladium und Gadolinium analysierte werden. Palladium wurde und wird in den sogenannten Spar-Gold-Legierungen verwendet. Es kann zu heftigen Unverträglichkeitsreaktionen und Hormonstörungen (z. B. Schilddrüse) führen. In letzter Zeit kommen bei unseren Analysen häufiger erhöhte Gadoliniumwerte vor. Beim Bau von Atomkraftwerken wird Gadoliniumoxid als Neutronenabsorber verwendet. Gadolinium findet Verwendung bei der Produktion von Mobiltelefonen, CDs, Kathodenstrahlröhren und in der Stahlproduktion. Gadoliniumionen sind lebertoxisch – sie zerstören die Kupfferschen Sternzellen und beeinträchtigen die Zytochrom-P-450-Enzyme und somit die Entgiftungsleistung.

Auch ohne medikamentöse Mobilisierung liefert die Elementanalyse im 24-Stunden-Sammelurin wertvolle Ergebnisse. Der Patient erhält ein Urinsammelgefäß und entnimmt nach 24 Stunden eine kleine Probe, die per Post in das Labor geschickt wird.

Bei den Haaranalysen werden folgende Elemente bestimmt:

Toxische Elemente	Mineralien- und Spurenelemente
Aluminium	Bor
Antimon	Calcium
Arsen	Chrom
Barium	Eisen
Beryllium	Germanium
Blei	Jod
Cadmium	Kalium
Nickel	Kobalt
Platin	Kupfer
Quecksilber	Lithium
Silber	Magnesium
Thallium	Mangan
Thorium	Molybdän
Titan	Natrium
Uran	Phosphor
Wismuth	Rubidium
Zinn	Schwefel
	Selen
	Strontium
	Vanadium
	Zink
	Zirkonium

Das ABC der Basiswirkstoffe zur Behandlung neurologischer Erkrankungen

Die angewandte Ernährungs- und Umweltmedizin, die Functional Medicine, setzt in der Behandlung von Krankheiten den Faktor Nahrung bzw. Nährstoffe mit dem Ziel ein, die Arzneitherapie überflüssig zu machen oder die Dosis der notwendigen Pharmaka auf ein Minimum herabzusetzen. Es würde den Rahmen dieses Kapitels sprengen, die Wirkweise der einzelnen Vitamine, Mineralien und Spurenelemente abzuhandeln. Ich möchte jedoch die Basiswirkstoffe, die in meiner Praxis eingesetzt werden, kurz beschreiben, damit meine Patienten verstehen, warum diese orthomolekularen Substanzen so außerordentlich wichtig sind.

Im Folgenden sind einige wichtige Erkenntnisse und Beobachtungen im Zusammenhang mit der Einnahme der Basis-Wirkstoffe beschrieben.

Zu den Basis-Wirkstoffen im Hinblick auf Entgiftung und Membranschutz und antientzündlicher Potenz zählen u. a. folgende natürliche bzw. körpereigene Vitalstoffe: Coenzym Q10, Glutathion, Alpha-Liponsäure, Acetyl-Carnitin, NADH, Vitamin E, Omega-3-Fettsäuren, Taurin, Glycin, Ascorbinsäure, die B-Vitamine und farbige Pflanzeninhaltstoffe wie Polyphenole und Sulforaphan.

Acetyl-L-Carnitin

Acetyl-L-Carnitin funktioniert in erster Linie als Schleppersubstanz für Nährstoffe in die Zellkraftwerke, die Mitochondrien, und ist wichtiger Baustein bei deren Entgiftung: Abtransport von toxischen Acylgruppen (Carnitin-Acetyl-Transferase).

Die zweite Aufgabe von Acetyl-L-Carnitin ist, toxische Nebenprodukte im Gehirnstoffwechsel zu entfernen. Es durchdringt die Blut-Hirn-Schranke besser als L-Carnitin und vermindert die Lipidperoxidation bzw. die Lipofuscinkonzentration. Aufgrund dieser Leistungen ist Acetyl-L-Carnitin ein fundamentaler Baustein für das Überleben der Nervenzelle. Hierzu kommt die Neurotransmitterfunktion. Acetyl-L-Carnitin wird in den wichtigen Botenstoff Acetylcholin umgewandelt, der beispielsweise bei Alzheimer-Krankheit erniedrigt ist.

Eine Studie der Universität von California, San Diego, beschreibt eine Verringerung des mentalen Abbaus bei jüngeren Alzheimer-Patienten, die Acetyl-L-Carnitin über einen Zeitraum von einem Jahr eingenommen hatten. Hierbei kann eine Verbesserung der Entgiftungsleistung eine Rolle spielen, denn die Einnahme von Acetyl-L-Carnitin ist assoziiert mit einer Erhöhung von Glutathion und Coenzym Q-10. Von Bedeutung scheint auch die Tatsache zu sein, dass Acetyl-L-Carnitin die Fließeigenschaften der Zellmembran stabilisieren kann, was im Zusammenhang mit einer Steigerung des zellulären Energiestoffwechsels in den Mitochondrien stehen dürfte.

Alpha-Liponsäure – das universelle Antioxidans

Unter den Substanzen, die die Redoxpotenziale im Organismus steuern, steht Alpha-Liponsäure/Alpha-Lipoic-Acid (ALA) ganz oben. Aufgrund der Wasser- und Fettlöslichkeit kann sich die Entgiftungskapazität in allen Geweben entfalten. ALA regeneriert verbrauchtes Vitamin C und Vitamin E, d. h. ohne erneute Einnahme der beiden Vitamine wird deren antioxidative Kapazität wiederhergestellt.

Alpha-Liponsäure gehört zu den vielversprechendsten Antioxidanzien überhaupt.

Da ALA auch Glutathion recyclen kann und die Bildung von Glutathion verstärkt, kann man die ALA als universelles Entgiftungs- und Antioxidationsmittel bezeichnen, zumal sie auch die Blut-Hirn-Schranke überwindet und im Gehirn als Chelatbildner Metalle wie Cadmium, Kupfer und Eisen binden und ausscheiden kann.

Der Neurologe Perlmutter glaubt, dass die Therapie neurodegenerativer Erkrankungen mit ALA einer der bedeutendsten Fortschritte in diesem Jahrzehnt sein wird. In Form ihres Coenzyms Alpha-Liponamid ist die Alpha-Liponsäure eine zentrale Determinante der Energiegewinnung in den Zellen, die im Alter beeinträchtigt ist und mit neurodegenerativen Prozessen assoziiert wird.

Interessant ist in diesem Zusammenhang eine Studie an einer Klinik für medizinische Rehabilitation und Geriatrie (Henrietten-Stiftung Hannover). Hierbei bekamen zehn Patienten mit Alzheimer-Demenz zusätzlich zur Standardtherapie mit Acetylcholinesterase-Hemmern über einen Zeitraum von neun Monaten 600 Milligramm ALA pro Tag. Bereits sechs Monate nach Behandlungsbeginn profitierten die Patienten von der ALA-Therapie. Während für gewöhnlich die Alzheimer-Krankheit mit einer stetigen Verschlechterung der neurokognitiven Funktionen einhergeht, blieb diese unter ALA-Therapie aus. Teilweise zeichnete sich sogar eine Verbesserung ab, wie die Ergebnisse kognitiver Tests ergaben.

Eine offene Studie mit Alzheimer-Patienten hat erste Hinweise darauf gebracht, dass sie von einer zusätzlichen Therapie mit Alpha-Liponsäure (Thioctsäure) profitieren. Bei mittelschwerer Demenz ließ sich eine im Mittel neunmonatige Stabilisierung auf dem Ausgangsniveau erreichen. Die Befunde seien durch SPECT-Analysen gestützt.

Coenzym Q10 – Ubichinon

Coenzym Q10 stellt eine essenzielle Komponente für den Energiestoffwechsel der Zelle dar. Darüber hinaus kommt dem auch als Ubichinon bezeichneten Substrat eine wichtige Bedeutung als Antioxidans zu, und es wirkt stabilisierend und schützend auf wichtige Zellstrukturen wie die Membranen. (Der Wortteil »Ubi« soll ausdrücken, dass die Substanz überall, fachsprachlich: ubiquitär, im Körper vorkommt. Q10 oder Ubichinon ist also eine körpereigene Wirksubstanz, die die Lipidperoxidation – also die Schädigung der Zellmembranen – verhindert und auch die Oxidation der im Serum befindlichen schädlichen Fettfraktionen LDL blockiert. Es schützt vor freien Radikalen und regeneriert verbrauchtes Vitamin E und Vitamin C.

Der Name »Co-Enzym« weist auf die Funktion als Katalysator für bestimmte Enzyme hin. Die Zahl 10 steht für die Seitenkette aus zehn Isopreneinheiten. Diese Isopreneinheiten sind in Naturstoffen weit verbreitet.

Bei Lebererkrankungen ist der Blutspiegel von Coenzym Q10 um 50 Prozent (!) herabgesetzt. Ohne eine intakte Membranstruktur ist eine Zelle auf Dauer nicht lebensfähig. Schreitet die Schädigung fort, gehen ganze Zellverbände unter. Oft treten die Symptome erst auf, wenn weit über die Hälfte des Organs geschädigt ist. Bei der Parkinson-Krankheit ist bekannt, dass die Symptome erst auftreten, wenn über 50 Prozent der entsprechenden Hirnregion (Substantia nigra) geschädigt ist.

Das vorrangige Ziel der Functional Medicine ist es, die Funktion der Membranen aufrechtzuerhalten, indem deren wesentlichen Bestandteile vor oxidativen Prozessen geschützt werden und zerstörte Areale regeneriert werden. Wenn oxidativ geschädigte Zellen zugrunde gehen, ist dieser Zelltod alleine nicht das Problem. Eine große Gefahr lauert in den Membranen der Mitochondrien, wenn sie durch Umweltgifte zu einem Generator oxidativer Radikale umfunktioniert worden sind, d. h., in diesem Falle laufen energiereiche zerstörerische Prozesse ab, die nach dem Dominoprinzip immer mehr Mitochondrien-Membranen zerstören.

Da eine Zelle nur eine begrenzte Zahl dieser Kraftwerke besitzt wird deutlich, welche Beschwerden bereits in kurzer Zeit auftreten, wenn keine Membranschutztherapie bzw. keine Entgiftung erfolgt. Energieverluste in allen Zellen lassen einen ganzen Mix an Symptomen entstehen: Erschöpfung, Herzbeschwerden, Verdauungsbeschwerden, Migräne, Schwindel und neurologische Symptome etc.

Aufgrund der Vielzahl der Symptome glauben viele Ärzte, es handele sich um eine psychosomatische Erkrankung. Mediziner, die sich in der Functional Medicine auskennen, werden zunächst die somatopsychischen Ursachen ausschließen. Die Analyse der Basis-Wirksubstanzen zur Membranschutztherapie gehört mit in das Erstuntersuchungsprogramm, damit die Dosierung auch von Coenzym Q10 individuell an das Krankheitsbild angepasst werden kann.

Diese Organe haben die höchsten Q10-Konzentrationen:

Herz	114 µg/g
Niere	66,5 µg/g
Leber	54,9 µg/g
Pankreas	32,7 µg/g
Gehirn	13,4 µg/g
Colon	10,7 µg/g

Coenyzm Q10 schützt Herz und Gefäße

Ich möchte daran erinnern, dass jeder so alt ist, wie seine Blutgefäße. Werden die Gefäße angegriffen, ist der ganze Mensch krank und altert schnell. Man kann durchaus behaupten, dass Coenzym Q10 eine der wichtigsten Well-Aging-Substanzen ist, wenn es in der Lage ist, Herz und Gefäße zu schützen. Die Auflistung oben zeigt, dass das Herz die höchste Konzentration an Coenzym Q10 besitzt.

Coenzym Q10 reguliert den Blutdruck.

Ergänzend zu dem im Kasten auf der rechten Seite beschriebenen Einzelfall einer herzkranken Patientin, von dessen Art es noch viele ähnliche gibt, sei die wohl größte Multicenter-Studie erwähnt, die in Italien von Baggio und anderen im Jahr 1994 an 2.664 Patienten mit Herzinsuffizienz durchgeführt worden ist. Die Patienten erhielten im Durchschnitt 100 Milligramm Coenzym Q10 pro Tag. Nach drei Monaten wurden die Resultate ausgewertet. Bei

Ein dramatischer Fall

Dr. Steven T. Sinatra beschreibt im ersten Kapitel seines Buches *The Coenzyme Q10 Phenomenon* einen dramatischen Fall.

Ein Biochemiker, der sich mit Coenzym Q10 und anderen Nährstoffen auskannte, bat Dr. Sinatra um Hilfe für seine schwer herzkranke 79-jährige Mutter Mary, die sich in stationärer Therapie befand. Als Komplikation kam eine Lungenentzündung hinzu. Sie bekam hohe Sauerstoffdosen und starkwirkende Kortikosteroide. Ihre Tage schienen gezählt. Die Bitte des Sohnes, Coenzym Q10 zu verabreichen, wurde abgelehnt. Man bat die Familie, die lebenserhaltenden Maßnahmen abstellen zu dürfen. Dies hat die Tochter zweimal abgelehnt. Seitens der Ärzte wurden die Familiemitglieder als »interferring« - quasi als Querulanten - bezeichnet.

Selbstverständlich befürchtete Dr. Sinatra, dass Mary außerhalb der Intensivstation sterben würde und wollte die Behandlung ablehnen. Der Biochemiker antwortete, bei Dr. Sinatra habe sie wenigstens eine Chance, in der Klinik keine. Dr. Sinatra willigte schließlich ein, lehnte aber die Verantwortung ab. Die im Krankenhaus durchgeführte Therapie wurde beibehalten - allerdings mit einem Unterschied: Durch die Nasensonde wurden täglich 450 Milligramm Coenzym Q10, eine Multivitamin-Mineral-Mischung und 1 Gramm Magnesium verabreicht. Am dritten Tag geschah das Erstaunliche: Mary erwachte aus dem Koma. Am zehnten Tag konnte die Beatmungsmaschine entfernt werden. Nach vier weiteren Tagen saß sie im Rollstuhl und brauchte nur noch Sauerstoff - ansonsten war keines der externen Geräte mehr notwendig.

Seit dieser Zeit kam sie mehrfach in Dr. Sinatras Sprechstunde. Es ging ihr gut durch die konventionelle Arzneitherapie und den zusätzlichen 360 Milligramm Coenzym Q10 pro Tag. Als er sie das letzte Mal sah, war sie damit beschäftigt, ein Antiquariat mit 3000 Büchern zu reorganisieren.

54 Prozent der Patienten hatten sich mindestens drei Symptome der Herzkrankheit gebessert; dazu gehörten Ödeme, Lungenödem, Lebervergrößerung, Venenstau, Kurzatmigkeit und Herzrhythmusstörungen.

Erfolgreiche Senkung des Blutdrucks durch Coenzym Q10

Andere Forschungen zeigen die positive Wirkung auf den diastolischen Blutdruck. Die diastolische Funktion des Herzens erfordert übrigens mehr zelluläre Energie als die systolische Kontraktion, d. h., das Herz benötigt mehr Energie, die Kammer mit Blut zu füllen als sie zu entleeren. In diesem Zusammenhang ist es logisch, bei diastolischen Dysfunktionen, Coenzym Q10 zu verabreichen.

In einer Studie mit 109 Hochdruckpatienten mit isolierter diastolischer Dysfunktion bewirkte die Gabe von Coenzym Q10 eine Besserung bei 53 Prozent der Patienten. Neben einer allgemeinen klinischen Besserung kam es zu einer Blutdrucksenkung, einer Verbesserung der diastolischen Funktion und einer Abnahme der Herzmuskelerkrankung. In einer anderen Studie mit Herzpatienten, die täglich 240 Milligramm Coenzym Q10 erhielten, konnten ein bis drei konventionelle Medikamente abgesetzt werden.

Wie es zu einer Regulation des Blutdrucks kommt, ist noch nicht ganz geklärt. Forschungsarbeiten (Digiesi und andere) weisen auf eine Abnahme des Gefäßwiderstandes hin, was als Folge einer Verbesserung des Zellstoffwechsels zu sehen ist. Durch eine Normalisierung der Zell- und Membranchemie wird der optimale Gefäßtonus und damit die Elastizität der Gefäßwände wiederhergestellt. Bei Bluthochdruck liegt die empfohlene Coenzym-Q10-Dosis bei 180 Milligramm pro Tag. Zusätzlich sollten Calcium, Magnesium, Kalium und gegebenenfalls Multivitamine verabreicht werden.

Etwa 10 Prozent der Patienten reagieren nicht auf die alleinige Gabe von Coenzym Q10. In diesen Fällen können zusätzliche Gaben von Carnitin (z. B. Acetyl-Carnitin bis zu 3 Gramm pro Tag), Magnesium und eventuell NADH hilfreich sein. Seit er bei seinen Herzpatienten Coenzym Q10 einsetzt, konnte Dr. Sinatra fast die Hälfte der üblichen Herzmedikamente absetzen.

Nervenschutz durch Coenzym Q10 und NADH

Bei MS- und Parkinson-Patienten wurden niedrige Q10-Spiegel in den Mitochondrien festgestellt. Da bereits in anderen Studien der neuroprotektive Effekt von Q10 im Gehirn nachgewiesen worden ist, war es naheliegend, auch Parkinson-Patienten mit Q10 zu behandeln. Die Forschungen zeigen jedoch, dass die übliche Dosierung von z. B. 200 Milligramm pro Tag nicht ausreichend war. Die Therapiedosis scheint zwischen 600 und 1200 Milligramm liegen. Interessant ist der synergistische Effekt von Coenzym Q10 und NADH (Nikotinamid-Adenin-Dinukleotid). NADH transportiert Elektronen zum Coenzym Q10 und durch die folgende oxidative Phosphorylierung entsteht ATP (Adenosintriphosphat), das das eigentliche Energiemolekül darstellt. Ohne ATP ist die Zelle nicht lebensfähig.

Eine Studie von Fallon und Kollegen zeigt, dass die gemeinsame Gabe von Coenzym Q10 und NADH die neurotoxische Schädigung der Substantia nigra durch ein Gift blockieren konnte. In der Zellkultur stimuliert NADH die Tyroxin-Hydroxylase, das Hauptenzym zur Dopamin-Produktion, und erhöht somit die Dopamin-Produktion. Diese Forschungen belegen den hohen Stellenwert einer umweltmedizinisch orientierten Nährstofftherapie bei neurologischen Erkrankungen.

Obwohl Coenzym Q10 den größten potenziellen Durchbruch bei kardiovaskulären und auch anderen Erkrankungen darstellt, bedeutet der Widerstand der klassischen Medizin, gegen die Verwendung dieser essenziellen Nährstoffe die größte potenzielle Tragödie der Medizin.

Sinatra sieht im Widerstand der Ärztegesellschaft gegen Q10 Parallelen zu der über 25-jährigen Ablehnung der Homocystein-Theorie von Kilmer Mc Cully, dem Entdecker des unabhängigen kardiovaskulären Risikofaktors Homocystein. Ein erhöhter Homocysteinwert schädigt nicht nur das Herz, sondern auch das Gehirn, mindert die kognitiven Leistungen und steigert das Alzheimer-Risiko (siehe oben). Heute ist akzeptiert, dass die Vitamine B6, B12 und Folsäure Homocystein senken.

Ein erhöhter Homocystein-Spiegel und hochkalorische Diät machen das Gehirn empfindlicher für altersabhängige neurodegenerative Erkrankungen, besonders bei genetisch prädisponierten Personen. Kalorienrestriktion ist der beste Schutz vor Alterskrankheiten und Krebs. Studien an Hefezellen und Taufliegen ergaben einen Anstieg der Lebensdauer um 30 bis 50 Prozent, wenn die Forscher ihnen alle nötigen Vitamine und Mineralstoffe zukommen ließen, sie aber nur mit gut zwei Drittel der üblichen Kalorien fütterten.

Kalorienrestriktion ist der beste Schutz vor Alterskrankheiten und Krebs.

Q10 – Besonderheiten

Um den Q10-Spiegel anzuheben wird die Einnahme von 30 bis 60 Milligramm Coenzym-Q10 empfohlen. In Belastungs- oder Erkrankungsphasen (auch prä- und postoperativ) sollte die Dosis verdoppelt werden. Um eine optimale Therapieempfehlung geben zu können, wird in meiner Praxis vorher der Q10-Blutspiegel gemessen. Der Normbereich liegt zwischen 0,67 und 0,99 Milligramm pro Liter und der präventive Bereich zwischen 1,0 und 1,2 Milligramm pro Liter. Bei chronischen Erkrankungen - insbesondere bei Herzpatienten - sollte ein therapeutischer Blutspiegel von 3,5 Milligramm pro Liter angestrebt werden.

Die Einnahme von Coenzym Q10 sollte prinzipiell während einer Mahlzeit mit Fettanteilen (möglichst hochwertige Pflanzenöle) erfolgen, da Q10 als fettlösliche Substanz somit optimal bioverfügbar ist. Manche Hersteller vermischen Q10 mit Substanzen, die die Resorption verbessern sollen. Unter der Bezeichnung Co-Q-Sol ist Q10 in Olivenöl und Beta-Carotin gelöst und soll damit um bis zu 270 Prozent besser vom Körper aufgenommen werden.

Eine technologische Besonderheit stellt das flüssige Q10 dar. Es wird auch als Nanoquinon Q10 bezeichnet. Das normalerweise in Wasser unlösliche Q10 wird in einem patentierten Prozess unter Einsatz modernster Nanotechnologie in ultrakleine »wasserfreundliche« Partikel zerlegt und in Wasser dispergiert. Ein Tropfen enthält 50 Billionen dieser Q10-Nanopartikel. Ein Tropfen dieses Nanoquinons enthält etwa so viele flüssige Q10-Partikel wie die Sahara Sandkörner. Diese unvorstellbar kleinen Partikel werden besonders leicht vom Körper aufgenommen und schnell an den Wirkort, die Mitochondrien, transportiert. So können Energiemangelsituationen überbrückt werden, wie sie z. B. durch psychische oder physische Belastungen entstehen.

Die Einnahme von Präparaten, die den Cholesterinspiegel senken (Lipidsenker/Statine) kann den Q10-Spiegel negativ beeinflussen.

Ethanolaminphosphat (EAP)

Bei Ethanolaminphosphat (EAP) handelt es sich um ein Zwischenprodukt des Serin-Cholin-Metabolismus. Es wird durch eine Verstoffwechselung von Serin und Phosphatidyl-Ethanolamin gebildet. Dieser Vorgang ist von Vitamin B6 abhängig und erfordert eine ausreichende Versorgung mit Serin.

Die Folge einer Unterversorgung mit Ethanolamin können Störungen im Bereich der Neurotransmitter (cholinerge Funktionen) sein. Ethanolamine gehören zu den wichtigen körpereigenen Membranbausteinen und sind für eine intakte Zellfunktion notwendig. Phosphoethanolamin (EAP) verbessert die Fließeigenschaften der Zellmembran und sorgt somit für eine ausgeglichene elektrische Ladungsfähigkeit der Membranen.

Ginkgo biloba

Die Extrakte aus den Blättern des asiatischen Tempelbaumes Ginkgo biloba unterstützen den Hirnstoffwechsel – sie reparieren das Gehirn. Die antioxidative Potenz von Ginkgo ist mittlerweile weitgehend anerkannt. Ginkgo ist nicht nur hilfreich bei Multipler Sklerose, sondern bei allen neurodegenerativen Erkrankungen, weil sie neben der Antioxidation eine deutliche Verstärkung der Neurotransmission bewirkt, des Prozesses also, bei dem Nervenzellen mit anderen Nervenzellen kommunizieren. Mediziner der Universität Santiago berichten, dass die bekannte Heilpflanze Ginkgo den geistigen Verfall bei Patienten mit MS bremsen kann.

Was bisher nur im Labor oder Tierversuch belegt werden konnte, bekräftigt jetzt eine kleine Pilotstudie. Sie unterstützt die These, dass Ginkgo den Energiestoffwechsel geschädigter Mitochondrien ankurbelt. Darüber hinaus kommt es zur Stabilisierung der Zellmembranen sowie zur Vermehrung von im Alter reduzierten cholinergen Rezeptoren im Gehirn. Somit wird deutlich, dass Ginkgo in einer mitochondrialen Membranschutztherapie nicht fehlen darf.

Ginkgo biloba scheint auch die Hirnleistung von älteren Menschen zu stärken, die noch nicht unter einer Demenz leiden. Der gefäßschützende Effekt von Ginkgo kann hier eine wichtige Rolle spielen.

Prof. Walter E. Müller, Pharmakologe an der Universität Frankfurt äußerte sich hierzu: »Ginkgo schützt die Nervenzellen vor Apoptose (Zelltod) und verbessert eine gestörte neuronale Funktion, da mehr Adenosin-Triphosphat (ATP) produziert wird.« ATP ist ein wichtiger Baustein bei der Energieversorgung der Zelle. Es sorgt unter anderem für Zuckeraufnahme in die Hirnzellen.

In einer Pilotstudie aus dem Jahr 2005 mit kardiovaskulären Risikopatienten konnte das Fortschreiten der Gefäßerkrankung durch eine über zwei Monate zweimal tägliche Gabe von 120 Milligramm Ginkgo-Spezialextrakt aufgehalten werden. Die Neubildung arteriosklerotischer Plaques konnte um durchschnittlich 12 Prozent und die Plaquegröße im Mittel um 24 Prozent reduziert werden. Blutanalysen ergaben u. a. eine Senkung des Risikofaktors Lipoprotein (a).

Eine Studie der Uni Bochum bestätigt, dass die tägliche Einnahme eines Ginkgo-Präparates bei Testpersonen die Fehler-

Wirkung von Ginkgo auf die Hirnleistung

Ginkgo-Pflanzenextrakt kann die mentalen Funktionen auf breiter Basis verbessern, so z. B.:
- die willkürliche Bewegungskoordination, Genauigkeit und die Geschwindigkeit der Bewegungsabläufe
- die Fähigkeit zur Informationsverarbeitung sowie die Konzentration
- Befindlichkeit und depressive Stimmung sowie subjektiv wahrgenommene mentale Gesundheit

quote bei der Arbeit um 30 Prozent reduzieren kann. Gleichzeitig soll die Belastbarkeit und Stresstoleranz um 16 Prozent angestiegen sein.

Glutamin

Glutamin ist ein wichtiger Stickstoffträger und gehört zu den proteinbildenden Aminosäuren. Es kann vom Körper selbst hergestellt oder auch durch die Nahrung zugeführt werden.

Achtung: Glutamin ist nicht Glutaminsäure! Beide Aminosäuren haben unterschiedliche Funktionen im Organismus. Glutaminsäure besitzt nur eine Aminogruppe, Glutamin hat zwei Aminogruppen. Glutaminsäure ist ein Mittel gegen geistige Ermüdung und Erschöpfung, wohingegen Glutamin für die Integrität der Darmschleimhaut und des Immunsystems von Bedeutung ist.

Während Glutaminsäure und Glutamate (auch als Geschmacksverstärker bezeichnet) bei Kindern zu Hyperaktivität und Konzentrationsstörungen führen können, wirkt Glutamin im zentralen Nervensystem entgiftend durch den Abbau von Ammoniak. Glutamin wird in der Niere durch das Enzym Glutaminase in Glutaminsäure und ein Ammoniumion transformiert. Hierdurch kommt es zu einem Anstieg des pH-Wertes, wobei einer Übersäuerung (Acidose) entgegengewirkt wird.

Glutamin ist notwendig, um Vitamin B3 (Niacin) in Nikotinamid umzuwandeln. Nikotinamid ist ein Bestandteil wichtiger Coenzyme: NAD, NADH, NADP, NADPH.

Niedrige Glutaminwerte können bei einer proteinarmen Diät sowie bei Verdauungsstörungen auftreten. Ist der Organismus einem besonderen metabolischen Stress ausgesetzt, so kommt es zu erhöhten Stickstoffverlusten und als Folge davon zu einem Glutamin-Mangel. Bei Glutamin-Defiziten kann eine mukosale Atrophie (Schwund der Darmschleimhaut) auftreten, wodurch die Barrierefunktion des Darmes vermindert wird. Hierdurch besteht die Gefahr, dass vermehrt Darmkeime oder Nahrungsbestandteile in die Blutbahn gelangen. Die Gabe von Glutaminpräparaten hat sich bei chronisch entzündlichen Darmerkrankungen mit einer erhöhten Darmdurchlässigkeit als nützlich erwiesen.

Glutamin wird in Phasen erhöhter immunologischer Aktivität vermehrt verbraucht.

Glutamin wird in Phasen erhöhter immunologischer Aktivität im Bereich der Darmschleimhaut benötigt. Es dient Zellen mit hoher Teilungsrate, besonders den Schleimhautzellen des Dünndarmes und den Lymphozyten als Energiesubstrat und Darüber hinaus hat Glutamin einen fördernden Einfluss auf die Muskelbildung. Nach starkem körperlichem Stress kann der Glutaminspiegel im Plasma absinken (besonders bei Sportlern).

Glutathion – Neurotransmitter und Neuromodulator

Glutathion ist eines der wichtigsten und wirksamsten Antioxidanzien zum Schutze geschädigter Nervenzellen. Als Gegenstand intensiver medizinischer Forschungen beschäftigen sich mehr als 40.000 Artikel mit Glutathion. Bei Glutathion handelt es sich um ein Eiweiß bestehend aus Glutamat, Cystein und Glycin. Es ist wichtig für die ordnungs- und informationserhaltende Grundregulation lebender Systeme.

Dr. Ohlenschläger, Universität Frankfurt, bezeichnet Glutathion als Zentralmolekül bzw. Ordnungsmolekül zur Entropieminimierung (Minimierung von »Energie-Unordnung«). Es stellt den wesentlichen Anteil an der Speicherung von Energie in Form einer leicht verfügbaren intrazellulären, relativ hoch konzentrierten Elektronendichte dar.

Eine glutathionerschöpfende Substanz ist z. B. Paracetamol (Acetaminophen), woraus folgt, dass der häufige Konsum von Schmerzmitteln, die Paracetamol enthalten, die Glutathionspeicher in der Leber reduzieren kann.

Die Leber hat den höchsten Glutathiongehalt. 90 Prozent befinden sich im Zellplasma, 10 Prozent in den Mitochondrien. Diese scheinen eine eigene Glutathionbiosynthese zu besitzen.

Cysteinmangel

Eine immer wichtiger werdende toxische und pathobiochemische Bedeutung weist eine ungenügende Cysteinversorgung auf. Cystein geht mit im Körper befindlichen Schwermetallen komplexe Verbindungen ein, was zu einem Mangel an Cystein führt. Bei sportlichen Hochleistungen, psycho-physischen Stressreaktionen und auch bei Fastenkuren (Null-Diät) sinkt die Glutathionkonzentration in den Leberzellen (wie auch in anderen Geweben) innerhalb von 24 und 48 Stunden auf 30 bis 40 Prozent des Normgehaltes ab – bedingt durch den Mangel an Eiweißvorstufen wie L-Cystein und L-Methionin.

Bei älteren Menschen geht die Fähigkeit zur Synthese von Glutathion und der selenabhängigen Glutathion-Peroxidase zurück. Ein Grund dafür ist die Resorptionsstörung von Selen, Cystein und Methionin. Dadurch kann sich die Lipidperoxidation und somit die Bildung freier Radikale in allen Zellen ungehindert ausbreiten. Die Folge ist die Zerstörung von Zellen bzw. Zellmembranen und daraus resultierende Alterskrankheiten.

Durch Diäten und Fasten können Leberzellen besonders empfindlich auf Umweltgifte werden. Bei einer Schadstoffbe-

Transportenzyme übertragen Glutathion auf Giftstoffe

Aryltransferase	→	überträgt Glutathion auf Krebserreger wie Atrazin
Alkyltransferasen	→	übertragen Glutathion auf Krebserreger wie Benzpyren
Epoxidtransferasen	→	übertragen Glutathion auf bestimmte aggressive Radikale

lastung wird in der Leber sehr viel Glutathion verbraucht, was bedeutet, dass die Glutathion-Speicher relativ rasch entleert werden können. Die Gabe der entsprechenden Vorläufersubstanz bzw. von reduziertem Glutathion gehört in jede Entgiftungstherapie. Glutathion wird über sogenannte Transferasen auf verschiedene Gifte übertragen (siehe hierzu die Information im Kasten oben).

Interessant ist, dass die Substratspezifität der Glutathiontransferasen gering ist, d. h. es handelt sich hierbei um ein universelles Entgiftungssystem.

Glycero-Phospho-Cholin (GPC)

Relativ neu in der Membranschutztherapie wird besonders in den USA Glycero-Phospho-Cholin (GPC) eingesetzt. Während Phosphatidylserin (siehe Seite 158) exklusiv in den Zellmembranen vorkommt, befindet sich Glycero-Phospho-Cholin nur im Inneren der Zelle, im Zellplasma. Bei GPC handelt es sich um einen lebensnotwendigen Fettbestandteil, der auch in der Muttermilch vorkommt. Da es regulär im menschlichen Körper vorkommt, ist es auch in die Gruppe der orthomolekularen Substanzen einzuordnen und zwar als besonderer Nährstoff für das Gehirn. Gemeinsam mit Omega-3-Fettsäuren (DHA) stellt es einen hervorragenden Reparaturstoff für die Nervenzellmembranen dar.

Glycin

Glycin ist die einfachste (und eine nicht-essenzielle) neutrale Aminosäure sowie ein wichtiger, abgeschwächter Neurotransmitter im Gehirn und in der Wirbelsäule. Es besitzt eine beruhigende Wirkung, kann hyperaktive Nervenaktivität dämpfen und die neuromuskuläre Kontrolle verbessern.

Forschungsarbeiten aus dem Jahr 2003 deuten darauf hin, dass Glycin in unserem Körper auch als Zell- bzw. Membranschutzfaktor bezeichnet werden kann. Es schützt neben Leber- und Gefäßwandzellen auch die tubulären Nierenzellen. Es hat antientzündliche, immunmodulatorische und zellschützende Eigenschaften.

Zusammen mit Glutaminsäure und Cystein ist Glycin wichtiger Bestandteil von L-Glutathion (siehe Seite 148f.).

In der Leber ist Glycin am Aufbau von Gallensäuren beteiligt und ist Baustein in Phase II der Leberentgiftung. Im Nervensystem ist Glycin an der Steuerung der Willkürmotorik beteiligt.

In einigen Untersuchungen an Patienten führte die Gabe von Glycin zu einer deutlichen Verbesserung der schizophrenen Symptome. Vor der Einnahme von Glycin sollte jedoch über eine Aminosäurenanalyse abgeklärt werden, ob tatsächlich ein Mangel vorliegt.

Mariendistel

Gleich ob Viren, Alkohol oder Umweltgifte der Leber zusetzen: Das belastete Organ reagiert immer mit einer Fibroisierung (reversibler Umbau von Leberfunktionsgewebe in Bindegewebe) und schließlich mit einer Zirrhose, dem nicht mehr rückgängig zu machenden bindegewebigen Umbau des Organs. Silymarin, ein Wirkstoff aus der Mariendistel, kann diesen Prozess verlangsamen und verbessert die Leberfunktion.

40 bis 60 Prozent der Leberzirrhosen sind übrigens nicht auf Alkoholabusus zurückzuführen!

Silymarin ist die Sammelbezeichnung für drei Flavonolignane (eine bestimmte Gruppe von Pflanzenöstrogenen): Silybin, Silydianin und Silychristin. Die Wirkung der Flavonoide als Radikalfänger und als Fettschutzstoffe ähnelt der von Quercetin (siehe Seite 159f.). Der antientzündliche Effekt dieser Naturstoffe kommt durch die Verminderung der Leukotrienbildung zustande. Silybin reduziert die Histaminfreisetzung und hat einen membranstabilisierenden Effekt. Somit kann der Mariendistelwirkstoff auch als natürliches Antiallergikum bezeichnet werden.

Klinische Studien bestätigen die Wirksamkeit von Silymarin auch bei arbeitsstoffbedingten toxischen Leberschäden. 30 Patienten, die über mehrere Jahre am Arbeitsplatz Lösungsmitteldämpfen (Toluol, Xylol) ausgesetzt waren, erhielten vier Wochen lang täglich 420 Milligramm Mariendistel-Trockenextrakt. Als Kontrollgruppe dienten 19 unbehandelte Patienten. Das Ergebnis untermauert die Wirksamkeit von Silymarin in dieser Indikation: Bei fortgesetzter Schadstoffbelastung hatten die Leberwerte (Transaminasen) in der Therapiegruppe signifikant abgenommen. In einer Verlaufsstudie mit Patienten, die langjährig halogenierten Kohlenwasserstoffen ausgesetzt waren, resultierte unter einer 15- bis 20-tägigen Therapie mit 420 Milligramm Mariendistel-Trockenextrakt pro Tag ein Abfall der Werte von GOT, GPT, Gamma-GT und der Cholinesterase.

Mariendistelextrakt steigert u. a. aufgrund seiner antioxidativen, antiallergischen und antientzündlichen Wirkungen die Regeneration der Leberzellen.

Bei einer Untersuchung der Universität Erlangen an Patienten, die an Fettleber (47 Prozent), Fettleberhepatitis (20 Prozent) oder an Leberzirrhose (33 Prozent) litten, besserte sich während der dreimonatigen Einnahme von Mariendistelextrakt (140 Milligramm Silymarin) nicht nur die klinische Symptomatik (Übelkeit, Flatulenz, Juckreiz, Müdigkeit und Oberbauchdruck), sondern auch die Leberfunktion. Abzulesen war dies an einer Besserung oder sogar Normalisierung von GOT, GPT, AP und Bilirubin.

Melatonin

Eine der potentesten Nervenschutzsubstanzen ist Melatonin. Das körpereigene Antioxidans, spielt eine entscheidende Rolle im Schlaf-Wach-Rhythmus sowie bei lebenswichtigen Funktionen wie Herz-Kreislauf, antioxidativer Schutz, Immunregulation und Körpertemperatur. Die Melatoninproduktion nimmt allerdings mit dem Alter deutlich ab.

Wie die Grafik auf Seite 154 zeigt, sind die Melatoninwerte bei 82- bis 86-Jährigen besonders niedrig – exakt in der Altersgruppe, die besonders anfällig für Alzheimer ist.

Da das Gehirn nur über ein geringes antioxidatives Abwehrsystem verfügt, ist es dem Angriff von Umweltgiften oft schutzlos ausgeliefert. Umweltgifte zerstören die Nervenzellen über einen verstärkten oxidativen Stress - viele sind Substanzen sind sogar direkte mitochondriale Gifte, d. h. sie zerstören unsere Zellkraftwerke. Melatonin blockiert die Wirkung dieser mitochondrialen Gifte und wirkt stark antioxidativ.

Beim Abbau des Botenstoffes Dopamin entsteht im Gehirn Wasserstoffperoxid, das sofort zum Absterben von Nervenzellen führt, wenn die antioxidative Kapazität nicht ausreicht. Die Bindestrukturen in den Zellen werden durch Wasserstoffperoxid rasch zerstört. Melatonin schützt diese Strukturen vor der Zerstörung durch Wasserstoffperoxid und andere Gifte.

Es ist daher naheliegend, bei Alzheimer Therapieversuche mit Melatonin durchzuführen. Beim 25. Umweltmedizinkongress in Dallas/Texas erwähnte Prof. Russel Reiter (Universität San Antonio/Texas) Untersuchungen, die zeigen, dass eine Tagesdosis von mindestens 40 Milligramm Melatonin das Fortschreiten von Alzheimer stoppen kann. Melatonin ist offenbar in der Lage die durch Beta-Amyloid verursachte Nervenzellzerstörung direkt zu verhindern.

Aufgrund des regional hohen Eisenspiegels ist das Gehirn ein bevorzugter Ort für die Lipidperoxidation (die Zerstörung von Fettstoffen in Zellmembranen durch Oxidation) und somit leicht verwundbar. Denn dadurch verstärkt sich die Bildung

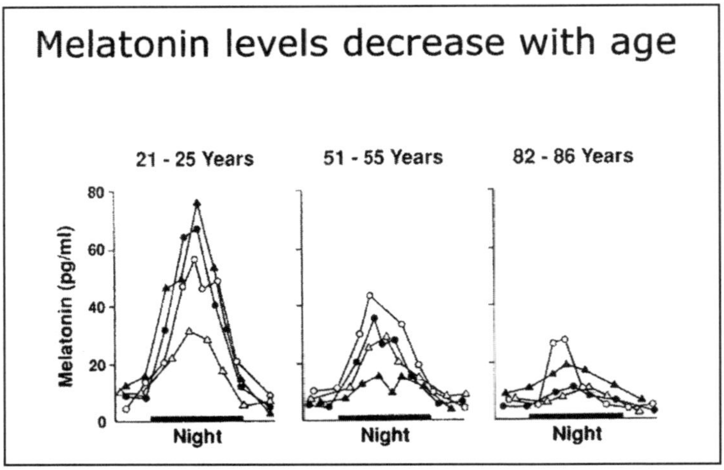

Abfall des Melatoninspiegels mit dem Alter
Quelle: Prof. Russel Reiter, Universität San Antonio, Texas (2007)

freier Radikale, die zur Zerstörung von Nervenzellen führen. Es können sehr aggressive Peroxylradikale entstehen, die im Bereich der betroffenen Membranen zu einem selbstgenerierenden Prozess führen können.

Die betroffene Nervenzelle wird hierdurch zu einem Generator oxidativer Radikale, auch wenn das auslösende Agens bereits nicht mehr vorhanden ist. Dieser Prozess führt zu einer schleichenden Zerstörung größerer Nervenareale. Melatonin überwindet die Blut-Hirn-Schranke und kann die Lipidperoxidation im Gehirn reduzieren.

In wissenschaftlichen Arbeiten wird darüber berichtet, dass Melatonin in der Lage ist Nervenzellen vor dem Absterben und oxidativer Schädigung – z. B. durch das bei Alzheimer in den Nerven abgelagerte Protein Beta-Amyloid – zu bewahren. Über die starke antioxidative Wirkung hinaus wird dem Melatonin auch eine direkte Anti-Amyloid-Wirkung zugesprochen. Somit könnte Melatonin in Zukunft ein wichtiger Baustein in der Behandlung von Alzheimer Patienten werden.

Melatonin ist in der Natur weit verbreitet. Es kommt auch in Algen und zahlreichen Pflanzen vor. Als Antioxidans wirkt es synergistisch mit Vitamin C und E. Ähnlich wie Vitamin E verbessert Melatonin die Fließeigenschaften der Zellmembranen und kann somit als Membranschutzsubstanz bezeichnet werden. Die antioxidative Potenz von Melatonin ist sogar achtmal stärker als die von Vitamin E.

Melatonin schützt das Gehirn vor Umweltgiften und oxidativem Stress.

Die Melatoninfreisetzung im Organismus unterliegt einer Tagesrhythmik: Die Zirbeldrüse verstärkt die Melatoninproduktion, sobald es dunkel wird. Man kann Melatonin daher als Nachthormon bezeichnen. Wenn es hell wird, dämpft die Zirbeldrüse die Melatoninproduktion. Diese Tagesrhythmik untersuchen wir bei unseren Patienten mittels Speicheltest. Die Speichelproben werden morgens, nachmittags und nachts gesammelt. Die Proben können auch per Post verschickt werden. Abhängig von den Untersuchungsergebnissen wird Melatonin individuell dosiert.

Fördert Nachtarbeit Krebs?

Da Melatonin Krebszellen blockieren kann, wird deutlich, dass ein Absenken des Melatoninspiegels durch Störungen des Schlaf-Wach-Rhythmus ein Krebswachstum fördern kann. Die Medizinerzeitung *Ärztliche Praxis* veröffentlichte im Januar 2008, dass Nachtarbeit Krebs fördert: »Zu diesem Ergebnis kommt das Internationale Krebs-Forschungszentrum der WHO (Weltgesundheitsorganisation) nach Auswertung zahlreicher Studien. Wechselnde Schichten mit Nachtarbeit sind demnach wahrscheinlich ebenso kanzerogen (krebserregend) wie Bleifarbe, UV-Strahlen und PCB (Polychlorierte Biphenyle). Ein möglicher Grund: Wechselschicht und Nachtarbeit bringen die innere Uhr durcheinander.« Die Forschungsergebnisse sind in der angesehenen Fachzeitschrift *Lancet Oncology* veröffentlicht worden.

NADH – Nikotinamid-Adenin-Dinukleotid

Wie Coenzym Q10 ist NADH unverzichtbar für die Energieproduktion in der Zellen. NADH ist außerdem ein starkes Antioxidans und schützt uns somit vor oxidativem Stress. Mit dem Alter sinkt auch der NADH-Spiegel im Körper ab, wodurch die Empfindlichkeit gegenüber Umweltgiften zunimmt.

Der Abfall wichtiger Antioxidanzien und Membranschutzstoffe mit zunehmendem Alter erklärt, warum so viele neurodegenerative Erkrankungen in der älteren Bevölkerung auftreten.

Übrigens: Auch die Produktion des Botenstoffes Dopamin fällt mit dem Alter ab. In der Zellkultur konnten Forscher die Dopaminproduktion durch Zusatz von NADH erhöhen. Auch Parkinson-Patienten, die NADH oral erhielten, zeigten einen Anstieg von Dopamin im Blut.

Omega-3-Fettsäuren (EPA, DHA)

Bei den Omega-3-Fettsäuren (besonders Eicosapentaensäure – EPA) handelt es sich um antientzündliche Fettsäuren, die im Fett von Kaltwasserfischen (Fischöl) vorkommen (z. B. in Lachs, Makrele, Sardine, Kabeljau). Diese Fettsäuren verbessern die Fließeigenschaften der Zellmembranen und die Insulinempfindlichkeit. EPA spielt insbesondere bei der Informationsweitergabe zwischen den Nervenzellen im Gehirn und auch im Auge eine besondere Rolle.

Die Omega-3-Fettsäure Docosahexaensäure (DHA) ist für den Aufbau der Hirnstruktur von Bedeutung. Der Bedarf ist in den letzten Monaten der Schwangerschaft und in den ersten Lebensjahren besonders hoch. Im Laufe des Lebens wird DHA immer wieder für Reparaturarbeiten im Gehirn benötigt.

Niedrige EPA-Spiegel werden oft bei entzündlichen Erkrankungen wie Arthritis, Darmerkrankungen, Ekzemen, Schuppenflechte gesehen und sind assoziiert mit dem Schweregrad von Depressionen sowie anderen neurologischen Erkrankungen (z. B. mit dem Aufmerksamkeitsdefizit-/Hyperaktivitätssyndrom – ADHS bei Jungen). Für ADHS-Patienten gibt es mittlerweile spezielle Fettsäurepräparate, eine Mischung aus Nachtkerzen- und Fischöl. Hierbei kommt es auf das Verhältnis von Eicosapentaensäure (EPA) zu Docosahexaensäure (DHA). Besonders vorteilhaft scheint das Verhältnis EPA : DHA von 4:1 zu sein. Die Ergebnisse einer Studie aus dem Jahre 2001 zeigen, dass eine Supplementierung mit reinem DHA vollkommen ineffektiv war.

Bei der Energieproduktion in der Zelle gibt es einen synergistischen Effekt von NADH, Coenzym Q10 und L-Carnitin.

Auch bei Multipler Sklerose (MS) wirken Omega-3-Fettsäuren positiv. Grundsätzlich wird MS wie auch andere moderne Zivilisationskrankheiten durch ein überschießendes, fehlgeleitetes Immunsystem verursacht. Die Lymphozyten erhalten aus noch ungeklärten Gründen falsche Signale, die sie zum Angriff auf das Gehirn bzw. Rückenmark stimulieren. Die Immunzellen kommunizieren mit Signalsubstanzen, die Prostaglandine genannt werden und aus Nahrungsfetten (essenziellen Fettsäuren) stammen. Man unterscheidet drei Gruppen von Prostaglandinen: P1, P2 und P3. Während P1 und P3 gegen entzündliche Prozesse wirken, sind die Prostaglandine P2 entzündungsfördernd. P2 steigt im Körper durch den Verzehr tierischer Fette wie Fleisch, Eier und auch Alkohol an. Pflanzliche Fette und Fischölprodukte erhöhen die antientzündlichen Prostaglandine P1 und P3.

Die Rolle der Prostaglandine bei Multipler Sklerose

Fleisch, Eier, Alkohol, fettreiche Diät	vegetarische Diät, essenzielle Fettsäuren
↓	↓
erhöht Prostaglandin 2	erhöht Prostaglandin 1 und 3
↓	↓
verstärkt Entzündungen	vermindert Entzündungen
↓	↓
verschlechtert MS	verbessert MS

Phosphatidylserin

In den letzten 20 Jahren beschrieben zahlreiche Artikel die positive Wirkung von Lecithin auf die Gehirnfunktionen. Wie sich in der letzten Zeit herausgestellt hat, ist diese Wirkung auf einen Bestandteil des Lecithins, das Phosphatidylserin (PS), zurückzuführen. PS gehört zu den Schlüsselsubstanzen der Membranen von Nervenzellen.

Die Gabe von Physphatidylserin stellt einen weiteren Baustein der Membranschutztherapie dar.

Zu den wichtigen Membranen in den Nervenzellen, die durch PS geschützt werden, gehören auch die Membranen der Mitochondrien. 1991 erschien ein Artikel in der Zeitschrift Neurologie: Forscher der Stanford-Universität behandelten 149 Patienten, die an Gedächtnisstörungen litten, mit PS über einen Zeitraum von zwölf Wochen und beobachteten eine deutliche Verbesserung der Lern- und Gedächtnisleistung.

Polyphenole (Phenolsäuren, Flavonoide)

In Pflanzen vorkommenden Geschmacks-, Bitter- und Farbstoffe (Pigmente) zählen zu den Polyphenolen. Zu ihnen gehören als Hauptgruppen die Flavonoide (siehe Quercetin) und Phenolsäuren. Sie kommen besonders in Beerenobst, Trauben, Granatapfel, Tee und dunkler Schokolade vor und haben herzschützende und antioxidative Eigenschaften.

Im Hinblick auf die Förderung der Entgiftungsleistung ist eine Veröffentlichung aus dem Jahr 2006 zur Wirkung eines Polyphenols in grünem Tee, Epigallocatechingallat (EGCG), von besonderem Interesse: 42 Probanden nahmen über vier Wochen täglich 800 Milligramm EGCG auf, was dem Gehalt von acht Tassen Tee entsprach. Nach der Therapie hatte die Aktivität der entgiftenden Leberenzyme, bei den Patienten, die zu Beginn der Studie nur eine geringe Enzymaktivität aufwiesen, um 80 Prozent zugenommen. Das Ergebnis weist darauf hin, dass grüner Tee bei Menschen mit geringer Entgiftungskapazität tatsächlich einen günstigen Effekt haben kann.

Diese Beobachtungen zeigen, dass eine Entgiftungsbehandlung auch sinnvoll ist, wenn die Entgiftungsenzyme im Blut geschwächt zu sein scheinen. Daher kann der Einsatz von pflanzlichen Inhaltstoffen zur Unterstützung der Entgiftung empfohlen werden. Im Hepar-Tox-Entgiftungsprogramm werden hochwertige Polyphenolmischungen verabreicht. Weitere Informationen über das breit gefächerte Wirkspektrum der Polyphenole finden Sie unter www.nwzg.de.

Quercetin

In zahlreichen Arzneipflanzen wie Ginkgo biloba, Holunder und Johanniskraut und in Früchten wie Äpfeln und Trauben kommt das Polyphenol bzw. Flavonoid Quercetin vor. Unter der Leitung von Prof. Theoharides, Universität Boston/USA, haben Kempuraj und Kollegen im Jahr 2005 gezeigt, dass Quercetin die stärkste antientzündliche Aktivität besitzt.

Die antientzündliche Wirkung geschieht über die Hemmung verschiedener wichtiger Entzündungsfaktoren wie Prostaglandine, Leukotriene, Cyclooxygenase und Lipoxygenase sowie Histamine releasing factor (HRF). Möglicherweise ist es auch diese antientzündliche Wirkung des Quercetins, die für den Gehirnschutz verantwortlich ist, denn Quercetin kann die Blut-Hirn-Schranke überwinden.

Im September 2006 berichtet das ***American Journal of Medicine*** vom Alzheimerschutz durch Quercetin. Eine über zehn Jahre dauernde Studie am Vanderbilt University Medical Center mit 1836 demenzkranken Patienten, die regelmäßig Frucht- und Gemüsesaft konsumiert hatten, ergab eine Reduzierung des Alzheimer Risikos um 76 Prozent. Nicht die Vitamine in den Fruchtsäften, sondern die Polyphenole scheinen hierbei die Hauptwirkung haben. Es wird berichtet, dass Quercetin direkt

Die gesundheitsfördernden Wirkungen von Quercetin

Im Vergleich zu anderen strukturähnlichen Flavonolen (etwa Rutosid) verfügt Quercetin über die höchste Aktivität bei:
- der antioxidativen Wirkung
- der antiviralen Wirkung
- der hemmenden Wirkung auf die Blutgerinnung
- der krebsschützenden Wirkung
- der entzündungshemmenden Wirkung
- der Stabilisierung von Mastzellmembranen d. h. der antiallergischen Wirkung

in den Entstehungsprozess von Alzheimer eingreift und die Bildung der gefürchteten Plaques blockiert, indem es die gesunden Nervenzellen vor oxidativem Stress schützt. 1047 der untersuchten Patienten besaßen ein erhöhtes genetisches Risiko für die Alzheimer-Krankheit.

Sulforaphan

Sulforaphan ist ein pflanzlicher Wirkstoff, der besonders in Kreuzblütlergewächsen (Kohl, Brokkoli) vorkommt. An der Johns Hopkins Universität in Baltimore wurde dieser sekundäre Pflanzenstoff erstmals isoliert. Dort erforschte man auch die entgiftungsfördernde Wirkung. Sulforaphan aktiviert die Phase-II-Entgiftungsenzyme in der Leber und aktiviert gleichzeitig die köpereigenen Antioxidationsvorgänge u. a. in der Magenschleimhaut. Im Tierversuch konnte eine Hemmung von Tumorzellen beobachtet werden. Auch gegen aggressive Bakterien, wie den »Magenteufel« Heliobacter pylori, zeigt Sulforaphan eine keimtötende Wirkung. Andere Tierstudien zeigen, dass Sulforaphan zahlreiche Organe vor chemikalieninduziertem Krebs schützen kann. Weitere Informationen über die zahlreichen Wirkungen des »Brokkoli-Wirkstoffes« finden Sie unter www.nwzg.de

Taurin

Taurin hat wichtige Membranschutz- und Entgiftungsfunktionen. Auf den Zellmembranen kontrolliert Taurin den Transport von Magnesium, Calcium, Kalium und Natrium. Im Nervensystem unterstützt Taurin die Botenstofffunktionen. Von allen Körpergeweben enthält der Herzmuskel die höchsten Taurinkonzentrationen. Ein Taurinmangel führt zu einer Verstärkung entzündlicher Prozesse, besonders nach Kontakt zu Umweltchemikalien wie Formaldehyd, Alkohol, Lösungsmitteln sowie chlorierten Kohlenwasserstoffen. Erhöht werden kann der Taurinspiegel durch den Verzehr von Seefisch (v. a. Schellfisch) und Innereien wie Leber etc. Leber kann aber wegen Umweltbelastungen nicht ohne Weiteres empfohlen werden.

Vitamin B

Die Einnahme eines Vitamin-B-Komplexes (inklusive Folsäure) darf bei der Therapie neurodegenerativer Erkrankungen nicht fehlen, v. a. wenn erhöhte Homocysteinspiegel nachgewiesen wurden. Drei Vitamine sind für den Abbau von Homocystein notwendig: Folsäure und Vitamin B12 sind für die Remethylierung von Homocystein zu Methionin nötig; Vitamin B6 zum Abbau des Risikofaktors Cystein. Homocystein ist der beste Gruppen-Marker zum Nachweis eines intrazellulären Mangels dieser Vitamine. Homocysteinwerte über 10 Mikromol pro Liter bedeuten für über 60-jährige ein um 78 Prozent erhöhtes Risiko für schlechtes Abschneiden in der neuropsychologischen Testbatterie. Bei Homocysteinwerten über 14 Mikromol pro Liter ist das Risiko um 150 Prozent erhöht.

Noch ein Wort zu den entgiftungsfördernden Eigenschaften von Vitamin B 3 (Niacin oder Niacinamid). Im Rahmen unserer Entgiftungstherapien werden 500 mg Niacinamid empfohlen. Auch höhere Dosierungen können eingesetzt werden, doch besteht die Gefahr der Überdosierung. Immer mehr junge Leute kommen, vor allem in den USA, mit Vitamin-B-Vergiftung in die Notaufnahme. Die Medical Tribune berichtet im Mai 2007, dass die Patienten zu viel Vitamin B3 eingenommen hatten, um ihren Drogenkonsum zu verschleiern. Niacin hat den Ruf, die Elimination von Kokain, Cannabis & Co aus dem Blut zu beschleunigen. Überdosierungen führen zu Hautreaktionen, Übelkeit und Erbrechen. Auch schwere Lebererkrankungen, pH-Wert-Veränderungen oder Blutzuckerstörungen können auftreten.

Vitamin C (Ascorbinsäure)

Bei fast allen wichtigen Stoffwechselprozessen ist Vitamin C beteiligt. Im Gehirn ist die Ascorbinsäure an der Informationsverarbeitung der Botenstoffe beteiligt und schützt die Nervenzellen vor oxidativem Stress. Infusionen mit hochdosiertem Vitamin C bewirken eine starke Entgiftung von Schwermetallen. Dies zeigt sich in einem starken Anstieg von Quecksilber im Stuhl. Die Werte können nach der Infusion bis zum Achtzigfachen höher sein als vor der Infusion. Dies erklärt, warum manche Patienten während der Entgiftungstherapien über Darmbeschwerden klagen. Besonders bei stark belasteten Patienten sollten im Rahmen einer Entgiftung immer auch Darmschutzpräparate wie Probiotika (Laktobazillen, Bifidobakterien), Glutamin oder pflanzliche Präparate verabreicht werden.

Vitamin-C-Infusionen sollten grundsätzlich nur vom Arzt durchgeführt werden.

Hochdosierte Vitamin-C-Infusionen kommen auch in der Krebstherapie zum Einsatz. Die Aufnahme von Vitamin C im Darm unterliegt einer Sättigung. Wer 1 Gramm Vitamin C oral einnimmt, behält etwa die Hälfte im Körper, wer sich an die Pauling'schen Einzeldosen von 12 Gramm traut, nur noch 15 Prozent. Der Rest wird ausgeschieden. Zur oralen Therapie werden daher Präparate mit verzögerter Wirkstofffreisetzung empfohlen. Eine Besonderheit stellt das *Vitamin C matrix* dar.

Die Ascorbinsäure (500 Milligramm) befindet sich in einem Zellulosegerüst, das Vitamin C langsam über einen Zeitraum von sechs bis acht Stunden abgibt. Es ist für Allergiker geeignet, da keine allergenen Farb- oder Zusatzstoffe enthalten sind.

Andere Langzeit-Vitamin-C-Präparate enthalten zumeist 1 Gramm Ascorbinsäure und sind für eine bessere Resorption mit Bioflavonoiden angereichert. Die amerikanischen Präparate enthalten die Aufschrift »sustained release« (verzögerte Freisetzung). Empfindlichen Patienten empfehlen wir die Salze der Ascorbinsäure: Calcium-, Magnesium- oder Natriumascorbat.

Viele Studien stützen die Annahme, dass Vitamin C nicht nur antiallergisch sondern auch tumorpräventiv wirken kann, v.a. durch seine Funktion als intra- und extrazelluläres Antioxidans – es schützt die DNA und die für die Informationsübertragung zwischen den Zellen notwendigen porenbildenden Proteinkomplexe (gap-junctions) vor zerstörerischen oxidativen Einflüssen. Zudem kann es den bei Allergien erhöhten Histaminspiegel und auch erhöhte Entzündungsmarker (z. B. CRP) absenken. Zur Entgiftung und besonders in der Krebstherapie werden höhere Dosierungen per Infusion verabreicht (z. B. 7,5 Gramm), wobei der Vitamin-C-Spiegel über Stunden einen Plasmaspiegel von 17,6 Milligramm pro Deziliter (1 Millimol pro Liter) erreichen sollte. Diese unphysiologischen Konzentrationen sind für Kör-

Wichtig für den Arzt

Bei der Hochdosistherapie mit Vitamin C darf kein Glucose-6-phosphat-Dehydrogenase-Mangel vorliegen, da es hierbei zu einem Mangel an NADPH kommen kann, das bei der Aufrechterhaltung des Glutathionspiegels in den Erythrozyten eine wichtige Rolle spielt. Ein funktionierendes Glutathion-System ist wichtig, da die hohen Vitamin-C-Dosen zu einer Generierung von Wasserstoffperoxid führen, das für das Absterben der Krebszellen verantwortlich ist. Bei einem Enzymmangel kann als Folge eine Hämolyse auftreten!

perzellen ungiftig, während Krebszellen hierdurch abgetötet werden. Orale Therapien können diese Wirkung nicht erzielen, da sie kaum einen höheren Plasmaspiegel als 3,5 Milligramm pro Deziliter (80 bis 200 Mikromol pro Liter) erreichen.

Vitamin D

Wie Vitamin E ist Vitamin D ein fettlösliches Antioxidans und daher gut zur Therapie bei neurologischen Erkrankungen geeignet. Die antioxidative Kapazität von Vitamin D übertrifft die von Vitamin E. Erst jetzt beginnt man zu begreifen, dass Vitamin D nicht nur zur Verbesserung der Knochendichte, sondern auch als Nervenschutzstoff eingesetzt werden kann. Niedrige Vitamin-D-Werte wurden bei folgenden neurodegenerativen Erkrankungen festgestellt: Parkinson-Krankheit, Multiple Sklerose und ALS. In einer japanischen Studie wurde 1998 berichtet, dass man bei 80 Prozent der Alzheimer-Patienten einen moderaten bis schweren Vitamin-D-Mangel festgestellt hat. Frauen, die regelmäßig Vitamin D zur Nahrungsergänzung nehmen, haben ein um 40 Prozent geringeres Risiko, MS zu entwickeln, so das Ergebnis er US-Studie. Übrigens: Frauen in sonnigen Regionen entwickeln seltener MS. Die Einnahme von Vitamin D kann in der Regel nicht zu Überdosierungen führen. Da der Körper darauf eingestellt ist, Vitamin D zu speichern, kann er vorübergehend hohe Dosen verkraften. Ich empfehle Tages-Dosierungen zwischen 1000 und 2000 I.E. (Internationale Einheiten). Selbstverständlich sollten regelmäßige Blutkontrollen zur Überwachung des Vitamin D Spiegels (25-OH-Vitamin D3) erfolgen.

Vitamin E

Tocopherole (Vitamin E) sind lipophile (fettfreundliche) phenolische Antioxidanzien, die von Pflanzen produziert werden.

Natürliches Vitamin E enthält acht verschiedene Moleküle: Alpha-, Beta-, Gamma- und Delta-Isomere von Tocopherolen und Tocotrienolen. Hauptbestandteil von natürlichem Vitamin E ist Gamma-Tocopherol. Die meisten handelsüblichen Vitaminprodukte enthalten jedoch Alpha-Tocopherol.

Obwohl Alpha-Tocopherol der meisterforschte Vitamin-E-Baustein ist, wächst das Interesse an Gamma-Tocopherol aufgrund der starken entzündungshemmenden und antioxidativen Eigenschaften: Bei Dialysepatienten konnte Gamma-Tocopherol einen Entzündungsmarker im Blut, das C-reaktive Protein, signifikant absenken. Es kann das Risiko für koronare Herzerkrankungen und Schlaganfälle bei Frauen nach den Wechseljahren und das Risiko für Prostatakrebs senken. Tierstudien haben gezeigt, dass allergiebedingte Entzündungen z. B. bei Rhinitis und Asthma durch Gamma-Tocopherol blockiert werden können. Auch blutdrucksenkende Eigenschaften konnten in Tierversuchen beobachtet werden.

Hauptquellen von Gamma-Tocopherol sind Soja- und Maisöl.

Bei der üblichen – zum Teil sehr hoch dosierten – Vitamin E-Therapie sollte Folgendes bedacht werden: Eine aggressive Therapie mit Alpha-Tocopherol bewirkt eine Erniedrigung des im Blut zirkulierenden Gamma-Tocopherols und wirkt somit einer antientzündlichen Behandlung entgegen. Während Gamma-Tocopherol gut ausgeschieden wird, bindet Alpha-Tocopherol an ein spezielles Eiweiß im Blut (das Tocopherol-Transfer-Protein) und verweilt länger im Organismus. Im Hinblick auf die Schutzwirkung von Vitamin E bei der Alzheimer-Krankheit spielen offenbar Beta-, Gamma- und Delta-Tocopherole eine besondere Rolle. Dies ergab eine Studie aus dem Jahr 1993 mit 6158 Probanden im Alter über 65. Ein langsamerer Abbau der kognitiven Fähigkeiten zeigte sich bei höherer Aufnahme von gemischten Tocopherolen. Durch neuere Blutanalysen kann der Erfolg oder Misserfolg einer antientzündlichen Therapie mit Vitamin E über die Bestimmung des Verhältnisses von Alpha- zu Gamma-Tocopherol überprüft werden.

Schlusswort: Gifte gehen auf die Nerven!

Die schleichende Gehirnverschmutzung durch Umweltgifte kann als lautlose Katastrophe bezeichnet werden, weil neurologische Symptome häufig erst auftreten, wenn große Zellregionen gestört oder zerstört worden sind – wie es bei der Parkinson-Krankheit der Fall ist. Die Minderung der Intelligenz und der geistige Verfall machen sich allerdings oft schon früher bemerkbar: im Kindergarten und in der Schule. Die sozialen Folgen der offensichtlich vor uns liegenden »Epoche des geistigen Verfalls« sind kaum abzusehen. Vorrangiges Ziel der modernen Medizin muss es sein, Kinder und Jugendliche schon früh umweltmedizinisch zu behandeln, damit die Ursachen einer Schadstoffbelastung rasch erkannt und unverzüglich abgestellt werden können.

Allerdings wird meine Hoffnung getrübt, wenn ich an die Situation der bleibelasteten Kinder im Flüchtlingslager im Kosovo denke – nur zwei Flugstunden von uns entfernt. Die politisch Verantwortlichen kennen das Problem seit langem. Schon vor sieben Jahren nach der NATO-Intervention im Kosovo hätte man die menschliche und ökologische Katastrophe verhindern können. Geld war und ist genug vorhanden – es versickert aber in anderen Projekten, die offenbar für die Entscheidungsträger wichtiger sind, als Kinder und Erwachsene vor einer Vergiftung zu schützen.

Und jetzt versucht man sich rasch und lautlos komplett aus der Verantwortung zu ziehen. Wie ich soeben erfahren habe, soll die UN-Verwaltung die Nahrungsmittelversorgung aus finanziellen Gründen eingestellt haben. Unser Freund Paul Polanski, ein amerikanischer Journalist, berichtete mir vor ein paar Tagen, dass die über 200 Kinder im Flüchtlingslager nun wieder im Müll nach Nahrung suchen müssen. Eine Entscheidung, die für mich als Arzt auf Unverständnis stößt. Eine Verwaltung, die von den reichsten Ländern dieser Erde finanziert wird, soll Flüchtlinge nicht mehr mit Nahrungsmittel versorgen können? Durch die Mangelversorgung wird die Entgiftungskapazität der Kinder weiter geschmälert und ein Teufelskreis nimmt seinen Lauf. Die Gifte von der Abraumhalde – besonders das Blei – werden somit noch schneller zu Schädigungen führen.

Trotz der schlechten Nachrichten freue ich mich, dass wir wenigstens einer Familie helfen konnten (siehe Seite 26ff.). Vielleicht führt die Berichterstattung über die unhaltbare Situation im Flüchtlingslager und in der insgesamt vergifteten Region zu einer baldigen Wende für die dort lebenden Menschen. Ich möchte an dieser Stelle die engagierte Journalistin Frau Martina Morawietz vom ZDF erwähnen, die schon mehrmals über die vergifteten Kinder berichtet hat und auch zukünftig dieses Thema bearbeiten wird. Ich wünsche ihr hierbei viel Kraft und Ausdauer. Gleiches wünsche ich der Gesellschaft für bedrohte Völker (GfbV) in Göttingen, auf deren Initiative ich die Menschen in dem verseuchten Lager besuchen konnte.

Kasandra und ihre Geschwister haben durch die Entgiftungsbehandlung eine Chance bekommen. Es würde mich freuen, wenn sie auch weiterhin eine umweltmedizinische Betreuung und eine gute Schulausbildung erhalten würden.

Ich würde mich freuen, wenn dieses Buch dazu beiträgt, das Bewusstsein für die Bedrohung unseres Gehirns und Nervensystems durch Umweltgifte zu schärfen. Eine Bedrohung übrigens, die nicht nur die Krisenregionen betrifft, sondern auch unsere Kinder in der scheinbar gesunden zivilisierten Wohlstandsgesellschaft mit all den Giften in den Wohnungen, den Schulen, den Krankenhäusern, der Kleidung, dem Spielzeug und der Nahrung.

Ich wünsche mir sehr, dass es auch in der Medizin zu einem Paradigmenwechsel kommt und jeder Patient, der an chronischen Beschwerden leidet, von den Erkenntnissen der Medizin des 21. Jahrhunderts, der Umweltmedizin, profitiert und Zugang zu den modernen Untersuchungs- und Therapieverfahren erhält.

Glossar

Acrylat Kunststoff, der in Farben, Klebstoffen, Zahnmaterial und als Hilfsstoff bei der Arzneimittelherstellung eingesetzt wird

Amyloid eiweißhaltige Ablagerung, die durch abnorm veränderte Proteine entsteht

antitumoral wirksam gegen Krebszellen

asymptomatisch ohne Beschwerden

---

bakteriostatisch wirksam gegen Bakterien

basophile Granulozyten Zellen aus der Gruppe der weißen Blutkörperchen, die an allergischen Reaktionen beteiligt sind, wobei Histamin ausgeschüttet wird

Bifidobakterien Gehören zu den → Probiotika. Sie sind wichtig für zahlreiche Verdauungsfunktionen, unterstützen die Immunabwehr, Entgiftung, Vitaminproduktion und die Bildung natürlicher Antibiotika.

Bioflavonoide vitaminähnliche pflanzliche Inhaltsstoffe mit antiallergischer, antioxidativer und gefäßschützender Wirkung

---

Chelatbildner Substanzen, die in der Lage sind, Schwermetalle wie Blei und Quecksilber zu binden

---

dement/demenziell Defizit geistiger Leistungen einhergehend mit einer Abnahme der Gedächtnisleistung, emotionaler und sozialer Fähigkeiten (→ vaskuläre Demenz)

diabetische Polyneuropathie Erkrankung des Nervensystems bedingt durch Diabetes

Dietary Signaling Molecules Inhaltsstoffe in Pflanzen und Nahrungsmitteln mit Signalwirkung auf die Gene

dopaminergen den Gehirn-Botenstoff Dopamin betreffend: »auf Dopamin reagierend«

E. coli das Bakterium Escherichia coli (abgekürzt E. coli) kommt im menschlichen und tierischen Darm vor. E.-coli-Stämme unterstützen das Immunsystem des Darms, produzieren Vitamin K und bilden natürliche Antibiotika.

EEG Elektroenzephalogramm; Methode zur Untersuchung der Gehirnströme

Enteropathie Erkrankung des Darms

epigenetisch Die Epigenetik beschäftigt sich mit der Weitergabe von Eigenschaften auf die Nachkommen, die nicht auf Abweichungen im Erbmaterial, der DNA-Sequenz, sondern auf eine Änderung der Genexpression zurückgeht.

Erythrozyten rote Blutkörperchen

essenziell lebensnotwendig; muss dem Körper zugeführt werden, da dieser den betreffenden Stoff nicht selbst bilden kann.

Exposition Ausgesetztsein des Körpers gegenüber schädigenden Umwelteinflüssen

---

Functional Medicine eine besonders in den USA wachsende Medizinrichtung, die als angewandte Ernährungs- und Umweltmedizin bezeichnet wird

---

Genexpression Umsetzung der genetischen Information in biochemische Funktionen wie z. B. die Produktion von Proteinen, Hormonen etc.

Glutamat Geschmacksverstärker, der zu allergischen oder pseudoallergischen Reaktionen, bei Kindern auch zu Hyperaktivität führen kann

Granulozyten Fresszellen aus der Gruppe der weißen Blutkörperchen, die an der Abwehr von Fremdkörpern wie Bakterien, Pilzen und Krebszellen beteiligt sind

---

Hämatokrit die zellulären Bestandteile im Blut (hauptsächlich rote Blutkörperchen)

HDL Fettbestandteil im Blut. Das High-Density-Lipoprotein-Cholesterin (HDL) besteht aus Fetten und Eiweißen und wird als das »gute« Cholesterin bezeichnet, weil es Arteriosklerose entgegenwirken kann.

---

idiopathisch ohne erklärbare Ursache (Krankheiten betreffend)

IgE → Immunglobuline des Typs E (IgE) werden von Immunzellen bei allergischen Reaktionen ausgeschüttet.

Immunglobuline Eiweiße, die der Körper zur Abwehr fremder Substanzen bildet; bringen Schutz vor Infektionen

immunsupprimierend die Immunabwehr unterdrückend

Infertilität Unfruchtbarkeit

Insulinresistenz vermindertes Ansprechen der Zellen auf das Hormon Insulin

Interferon körpereigener Wirkstoff mit immunstimulierender Wirkung

Isoflavone Pflanzliche Stoffe zur Abwehr von Krankheitserregern. Isoflavone haben zum Teil abgeschwächte Hormonwirkungen und werden daher u. a. bei Wechseljahresbeschwerden eingesetzt.

Kognitiv die Wahrnehmung, das Lernen, die Erinnerung und das Denken betreffend

Konformationsänderung Formveränderung eines Moleküls, wodurch eine Wirkungsveränderung hervorgerufen werden kann; Änderung der räumlichen Anordnung innerhalb chemischer Strukturen, z. B. von Proteinen

kurativ heilend

Laktobazillen Sie gehören zu den → Probiotika. Sie sind wichtig für zahlreiche Verdauungsfunktionen, unterstützen die Immunabwehr, Entgiftung, Vitaminproduktion und die Bildung natürlicher Antibiotika.

Läsion Schädigung

Leukotriene Chemische Verbindungen, die von weißen Blutkörperchen bei Entzündungen und Allergien freigesetzt werden. Sie können Fieber hervorrufen, die Durchlässigkeit der Blutgefäße erhöhen, Schmerzen und Schwellungen verursachen.

Lipidperoxidation Schädigung der Zellmembranen durch oxidativen Stress

---

maligne bösartig

Mediatoren chemische Verbindungen, die als Botenstoffe bei Entzündungen und Allergien eine Rolle spielen

Melanom bösartiger (Schwarzer) Hautkrebs; die am häufigsten auftretende tödlich verlaufende Hautkrankheit, die weltweit stark zunimmt

metabolische Toxikose Vergiftung durch Stoffwechselsubstanzen (Metaboliten)

mikronisierte Wirkstoffe Wirkstoffe, die sich in winzig kleiner Verteilung in einem Arzneimittel befinden und daher gut vom Körper aufgenommen werden

mitochondrial die Kraftwerke in den Zellen (die Mitochondrien) betreffend

Monozyten weiße Blutkörperchen mit Abwehrfunktion - auch Fresszellen genannt

Mutation Änderung im Erbmaterial

Mykotoxine Gifte, die von Pilzen produziert werden

Neurodegeneration Schädigung und Zerstörung von Nervenzellen

neuronale Stammzellen Vorläuferzellen, aus denen sich die Nerven entwickeln

Neuronen-Erkankung Nervenerkrankung

neuropathologisch nervenschädigend

neuroprotektiv die Nervenzellen schützend

Neurotransmitter Nervenbotenstoffe

neutrophile Blutzellen/Granulozyten Fressellen aus der Gruppe der weißen Blutkörperchen, die an der Abwehr von Fremdkörpern wie Bakterien, Pilzen und Krebszellen beteiligt sind.

---

orthomolekular orthos (richtig): die »richtigen« Moleküle betreffend. Gemeint sind Vitamine, Mineralstoffe und Aminosäuren, die der Körper kennt. Diese werden zu Heilzwecken in höheren Tagesdosen verabreicht, als sie von der Weltgesundheitsorganisation und den Ernährungsgesellschaften empfohlen werden.

oxidative Radikale Hochreaktive Sauerstoffverbindungen, die zu Zellschädigungen führen. Sie gelten als Schlüsselsubstanzen für den Alterungsprozess.

oxidativer Stress Zellschädigung durch → oxidative Radikale

Parenchym Funktionszellen eines Organs

pathogen krankmachend

pathophysiologisch die Veränderungen oder biochemischen Vorgänge innerhalb der Zellen und Organe während eines Krankheitsprozess betreffend

Permeabilität Durchlässigkeit

Phospholipide phosphorhaltige Fettbausteine; die Hauptbestandteile von Zellmembranen

Phthalate chemische Weichmacher für Kunststoffe wie PVC oder synthetisches Gummi. Sie sind Bestandteil von kosmetischen und pharmazeutischen Produkten. Phthalate stehen im Verdacht, wie Hormone zu wirken.

Phytotherapeutika pflanzliche Arzneimittel

Polyneuropathie Erkrankung des Nervensystems

Polyphenole pflanzliche Stoffe, z. B. in Äpfeln, roten Trauben, Ginkgo, Tee und Granatapfel, die Körperzellen vor freien Radikalen schützen, entzündungshemmend, gefäßschützend wirken und als krebsvorbeugend gelten

Probiotika Freundliche Darmbakterien. Sie sind wichtig für zahlreiche Verdauungsfunktionen und fördern die Immunabwehr, die Entgiftung, die Vitaminproduktion und die Bildung natürlicher Antibiotika.

probiotisch die → Probiotika betreffend

Provokationstest Konfrontation mit Allergieauslösern und Beurteilung der Auswirkung auf den Organismus

---

Radikale siehe → oxidative Radikale

Remission Nachlassen von Krankheitssymptomen

Single Nucleotid Polymorphismen (SNPs) Variationen von einzelnen Basenpaaren im Erbmaterial, die für individuelle Reaktionen z. B. die Entgiftungsleistung verantwortlich sind

somatopsychisch Reaktionen von Gehirn und Nervensystem, die durch körperliche Prozesse verursacht werden

Substitution Ersetzen von Nährstoffen und Hormonen

systemisch den ganzen Organismus betreffend

Thrombozyten Blutplättchen

Triglyzeride Blutfette, die zu Gefäßschädigungen und Arteriosklerose führen können

Tumor-Nekrose-Faktor (TNF) Multifunktionaler Signalstoff des Immunsystems, der bei Entzündungen und Allergien beteiligt ist. TNF regelt die Aktivität verschiedener Immunzellen.

---

vaskuläre Demenz Nachlassen geistiger Fähigkeiten durch Schädigungen der Blutgefäße (→ Demenz)

Register

Literaturempfehlungen

Vitalstoffe – Orthomolekulare Medizin

Bausteine des Lebens: Aminosäuren als Nährstoffe und Heilmittel. Felicitas Reglin; Ralf Reglin Verlag, Köln, 1999, ISBN-10 3-930620-22-7

Burgersteins Handbuch Nährstoffe. Karl F. Haug Fachbuchverlag, Heidelberg, 10. Auflage, 2002, ISBN-10 383042065X

Handbuch Nähr- und Vitalstoffe. Dieter Henrichs; Constantia-Verlag, Leer, 4. Auflage, 2005, ISBN-10 3-9806325-0-4

Neue Wege zur Gesundheit: Gesundheitsbriefe zur orthomolekularen Medizin. Erscheint viermal jährlich, Constantia-Verlag, Leer, www.nwzg.de

Praxis der Orthomolekularen Medizin. Physiologische Grundlagen. Therapie mit Mikro-Nährstoffen. Dr. Irmgard Niestroj; Hippokrates Verlag, Stuttgart, 2. Auflage, 2000, ISBN-10 3-7773-1470-6

Umweltmedizin – Functional Medicine

Klinische Ökologie. Angewandte Umweltmedizin. Klaus-Dietrich Runow; Hippokrates Verlag, Stuttgart, 2. Auflage, 1994, ISBN-10 3-7773-1046-8

Mensch bleiben. Dietrich Grönemeyer; Herder Verlag, Freiburg im Breisgau, 7. Auflage, 2003, ISBN-10 3-451-28250-X

Nervenschutz durch Entgiftung. Ratgeber für gesundes Altwerden. Klaus-Dietrich Runow; Constantia-Verlag, Leer

Textbook of Functional Medicine – Erstes Lehrbuch für Functional Medicine. Hrsg. Institute for Functional Medicine; Gig Harbour, Washington, USA, ISBN-10 0-9773713-01; erhältlich im IFU in Wolfhagen: www.ifu.org, Tel: 0 56 92/99 45 55

Gehirn und Nervensystem

BrainRecovery.com: Powerful Therapy for Challenging Brain Disorders. David Perlmutter; published: Perlmutter Health Center, Naples, Florida, USA, 2000, ISBN-10 0-9635874-1-2

Ernährung und Psyche. Erkenntnisse der Klinischen Ökologie und der Orthomolekularen Psychiatrie (Reihe Ökologische Konzepte 43). Anne Calatin (Hrsg.) unter Mitarbeit von Klaus-Dietrich Runow; 7. Auflage, 2002, Stiftung Ökologie & Landbau (SÖL), Bad Dürkheim, ISBN-10 3-926104-69-4

Feeding the Brain: How Foods affect children. C. Keith Conners; Da Capo Press, New York, 1989, ISBN-10 0-306-43306-0

Optimale Ernährung für die Psyche. Patrick Holford; Veda Nutria Verlag, Vorchdorf, Österreich, 2004, ISBN-10 3-9501946-0-6

The Better Brain Book. David Perlmutter; Riverhead Books, New York, 2004, ISBN-10 1-57322-278-X

Coenzym Q 10

Energie und Schutz – Coenzym Q10: Fakten und Perspektiven in der Biologie und Medizin. Gian Paolo Littarru; Vertrieb: MSE Pharmazeutika GmbH, Bad Homburg, ISBN-10 88-86062-12-5 www.mse-pharma.de

The Coenzyme Q10 Phenomenon: The Breaktthrough Nutrient That Helps Combat Heart Disease, Cancer, Aging and More. Stephen T. Sinatra; Keats Publishing Inc., New Canaan, Connecticut, USA, 1998, ISBN-10 0-87983-957-0

Hormone – Wechseljahre

Natural Progesteron: The Multiple Roles of a Remarkable Hormone. John R. Lee; BLL Publishing, Sebastopol, California, 9. Auflage, 2004, ISBN-10 0-9643737-3-4

What Your Doctor May Not Tell You About Menopause. John R. Lee, Warner Books, New York, 2004, ISBN 0-446-69142-9

ADHS – Hyperaktivität

Ernährungsumstellung. Eine Chance für mein hyperaktives Kind. Kirsten Homuth; Pala Verlag, Darmstadt, 1999, ISBN-13 978-3-89566-142-6

Ist das Ihr Kind? Versteckte Allergien bei Kindern und Erwachsenen aufdecken und behandeln. Doris Rapp; Pro Medico Verlag, Hamburg, 2000, ISBN-10 3980395715

Zappelphilipp. Hyperaktive Kinder richtig ernähren. Brigitte Speck; Natura Viva, Weil der Stadt, 2003, ISBN-10 3935407130

Ernährung

Essen ohne Sinn und Verstand. Wie die Lebensmittelindustrie uns manipuliert. Brian Wansink; Campus Verlag, Frankfurt am Main, 2008, ISBN-13 978-3-593-38415-3

Fast Food Gesellschaft. Die dunkle Seite von McFood & Co. Eric Schlosser; Riemann Verlag, München, 2002, ISBN-10 3-570-50023-3

Stevia. Süßen mit dem Wunderkraut. Brigitte Speck; Fona Verlag, Lenzburg, Schweiz, 2004, ISBN-10 3-03780-187-5

Hilfreiche Links

Supplementa
(original amerikanische Nahrungsergänzungen)
www.supplementa.com

Aubrey Organics
(Naturkosmetik aus den USA)
Alle Produkte sind 100% natürlich und frei von jeglichen Petrochemikalien. Mit dem Qualitätssiegel für tierversuchsfreie Kosmetik und Toilettenartikel. BDIH geprüfter Naturkosmetik-Hersteller.
www.Aubrey-Organics.de

Pure Nature
(Produkte und Service für Menschen mit Multipler Chemikalien-Sensibilität)
www.pure-nature.de

MSE-Pharma Pharmazeutika GmbH
(Coenzym-Q10-Spezialprodukte)
www.mse-pharma.de

Umweltanalytik
Raumluft- und Materialanalysen, Luftfilter), Ingenieurbüro Oetzel
www.umweltanalytik.com

Chemical Sensitivity Network
Netzwerk für chemikaliensensible Patienten
www.csn-deutschland.de

Deutsche Gesellschaft für Umwelt- und Humantoxikologie (DGUHT) e. V.
www.dguht.de

B.A.U.M. Bundesdeutscher Arbeitskreis für Umweltbewusstes Management e. V.
umweltbewusste Unternehmensführung – Umweltinitiative der Wirtschaft
www.baumev.de

Gesellschaft für bedrohte Völker e. V. (GfbV) Menschenrechtsorganisation mit beratendem Status beim Wirtschafts- und Sozialrat der Vereinten Nationen und mit mitwirkendem Status beim Europarat.
Die GfbV hilft den Blei vergifteten Menschen im Kosovo, über die in diesem Buch berichtet worden ist.
www.gfbv.de

Neueste Schadstoffanalysen – Original US-Labortests von GENOVA Diagnostics (Asheville, NC) www.gdx.net
Toxic Effects CORE (»Core« bedeutet »Chemical Occurrence & Related Exposure«). Jetzt auch in Deutschland exklusiv im IFU-Diagnostik Center (IFU) in Wolfhagen durchführbar.
Patientenbroschüre:
www.gdx.net/core/patient-brochures/te-core-pb.pdf
Infotelefon: 05692-997790

Weitere wichtige Internetseiten

www.umweltmedizin.org

www.nwzg.de

www.ehcd.com

www.brainrecovery.com

www.csn-deutschland.de

www.microtherapy.de

www.umweltanalytik.com

www.doctorsdata.com

www.gdx.net

www.metametrix.com

www.premedical-active.de

www.medifit-wolfhagen.de

Anlaufstellen für Diagnostik und Therapie

Institut für Umweltmedizin - IFU– Diagnostic Center
Umweltmedizinische Diagnostik, US-Analysen (Functional Medicine) und Entgiftungstherapie in baubiologisch gestalteten Räumlichkeiten (ehemals IFU-Bad Emstal)
Ärztliche Leitung: Klaus-Dietrich Runow
D-34466 Wolfhagen
Tel: 056 92/99 77 90
Fax: 056 92/99 77 922
E-mail: info@ifu-wolfhagen.de
www.umweltmedizin.org

Environmental Health Center – Dallas
Spezialeinrichtung mit Environmental Care Units (umweltkontrollierten Abteilungen) für Patienten mit Multipler Chemikalien-Sensibilität
Leitung: Prof. Dr. William J. Rea
8345 Walnut Hill Lane, Suite 220, Dallas, Texas 75231, USA
Tel: 001/214/3 68 41 32, www.ehcd.com

Impressum

5. Auflage 2014

Hinweis
Die Informationen in diesem Buch sind von Autor und Verlag sorgfältig erwogen und geprüft, dennoch kann eine Garantie nicht übernommen werden. Eine Haftung des Autors bzw. des Verlags und seiner Beauftragten für Personen-, Sach- und Vermögensschäden ist ausgeschlossen. Konsultieren Sie stets einen Arzt, wenn es um Entgiftungstherapien geht.

Projektleitung
Dr. Harald Kämmerer, Sabine Gnan

Redaktion
Claudia Lenz, Essen

Umschlaggestaltung und Konzeption
*zeichenpool unter Verwendung eines Fotos von K.-D. Runow

Bildnachweis
Sämtliche Bilder von K.-D. Runow, soweit nicht anders angegeben.

Producing
Maren Gehrmann, Germering

Druck und Bindung
GGP Media GmbH, Pößneck

Printed in Germany
ISBN 978-3-517-08387-2